Psychanalyse et lien social

Collection fondée et dirigée par Joseph Rouzel et Jacques Cabassut

La collection *Psychanalyse et lien social* suit l'indication freudienne selon laquelle « *L'opposition entre la psychologie individuelle et la psychologie sociale ou collective, qui peut, à première vue, paraître très profonde, perd beaucoup de son acuité lorsqu'on l'examine de plus près.* » La collection accueille des textes témoignant des grands mouvements culturels et sociaux qui, dans notre hypermodernité, bouleversent autant les sujets que les collectifs. Elle interroge les différentes dimensions éthiques, politiques, institutionnelles, cliniques. Comme l'écrit Didier Anzieu : « *Hier les psychanalystes avaient à braver la résistance du monde à la psychanalyse. Leur tâche aujourd'hui est inverse : ils ont à soutenir la résistance de la psychanalyse au monde.* »

Dernières parutions

Joseph ROUZEL (dir.), *Poésie et psychanalyse. L'interprétation, c'est la poésie*, 2024.

Jean-Bernard PATURET, Shérif TOUBAL, *Marianne sur le divan, Laïcité et psychanalyse*, 2023.

Marie ALLIONE, *L'éventail et la boussole, D'une psychiatrie déboussolée à l'espoir d'une psychiatrie humaniste*, 2023.

Jeanne LAFONT, *Fragments de topologie selon Jacques Lacan*, 2023.

Marie-José ANNENKOV, *L'enfant au livre. Conté par des psychanalystes et par tous*, 2023.

Joseph ROUZEL (dir.), *Guy Massat. Cartel sur « Télévision » de Jacques Lacan*, 2023.

Joseph ROUZEL (dir.), *Psychanalyse sans frontière. La psychanalyse dans tous ses états*, 2023.

Geneviève DINDART, *La psychanalyse en jeu : art thérapies et pratiques d'accompagnement. Une clinique des formes*, 2022.

De l'ère glaciaire des politiques sociales à la refonte de nos métiers

5-7, rue de l'École-Polytechnique ; 75005 Paris

http://www.editions-harmattan.fr/

ISBN : 978-2-336-43920-4
EAN : 9782336439204

Sous la direction de

Gaëlle Légo et Sophie Lespeix

De l'ère glaciaire des politiques sociales à la refonte de nos métiers

L'Harmattan

Illustration de couverture : Bilal Hassan, artiste plasticien, sculpteur, fondeur (« Déséquilibre », format 32 x 29).

Deux illustrations dans l'ouvrage collectif :

Titre avec les têtes : « Matière grise », format : 29 x 20

Titre avec labyrinthe : « Labyrinthe », format : 18,5 x 26

Œuvre : « L'enlèvement de l'Europe ». Je souhaitais retravailler le thème de cette mythologie : l'enlèvement d'une fille de roi phénicien (Liban) qui a donné son nom à l'Europe.

Cette Œuvre fait écho à la complexité politique actuelle en Europe.

Site internet : www.sylbilsculpture.com

Facebook : Bilal Hassan sculpture

« La noblesse de notre métier s'enracinera toujours
dans un engagement difficile à maintenir :
le refus de mentir sur ce que l'on sait ».
(Albert Camus)

« Il est certain que lorsqu'on éclaire un monde, même affreux,
en quelque sorte on le domine ».
(Germaine Tillion)

SOMMAIRE

PRÉFACE : PERTE DE SENS DANS LE TRAVAIL ET DÉLITEMENT DÉMOCRATIQUE
Frédérique Debout Cosme 13

INTRODUCTION À L'ÈRE GLACIAIRE
Gaëlle Légo & Sophie Lespeix 19

CHAPITRE 1 : ORIGINE, PERSPECTIVE HISTORIQUE ET CONSÉQUENCES

Les institutions du médico-social mises au pas, accouchent des pratiques normatives : « pousse c'est un glaçon ! »
Eugénie Poret-Petrucci 35

Quand viendra la qualité
Valentine Prouvez & Sébastien Joffres 43

Refonder une éthique de nos métiers
Jean-Luc Marchal 55

Souffrance et accusations croisées dans le travail en Institut médico-éducatif
Patricio Nusshold, Nafissa Bensedira & Aurélien Appéré 65

CHAPITRE 2 : ANALYSE SOCIO-POLITIQUE

La précarisation psychique professionnelle des infirmiers exerçant en psychiatrie : ou être sous l'emprise du discours managérial
Stéphane Trégouët 77

« À combien évaluez-vous le rire d'un schizophrène ? »
Benjamin Lestringant 87

Du symptôme au symptôme
Barbara Steiner 97

La démarche qualité : avatar du capitalisme de surveillance dans le monde du travail (Première partie)
Othman Ihrai 105

La démarche qualité : avatar du capitalisme de surveillance dans le monde du travail (Deuxième partie)
Othman Ihrai 113

CHAPITRE 3 : APPROCHE CLINIQUE DU COLLECTIF, ET LOGIQUE DU « CAS PAR CAS »

« Une institution dans la révolution néo-libérale, et ses effets sur le collectif »
Françoise Lautridou.......... 121

« Va falloir simplifier »
Martine Blanchard.......... 133

De l'hybris des évaluateurs…
Lucie Juliot.......... 139

La guerre éternelle d'Henri Darger
Thibaud de La Guerrande.......... 149

CHAPITRE 4 : TECHNIQUES DE SABOTAGE, ET RÉSISTANCES AU QUOTIDIEN

Indignation
Michèle Kopitsch.......... 159

Démarche-qualité dans le travail social : le paradoxe de l'évaluation
Stéphanie Rieu.......... 163

Refuser la démarche qualité. Un impératif politique, syndical et moral
Franck Lepage.......... 173

De la nécessité d'alternatives !
Marc André Maximin.......... 183

Le parti-pris de l'usage : dispositif artistique et transformation du sujet
Éric Houguet.......... 193

Se soulever pour la vie avec les paysans
Opaline Lysiak.......... 205

CONCLUSION : S'AFFRANCHIR DE LA DÉSHUMANISATION ET RECONSTRUIRE

Gaëlle Légo & Sophie Lespeix.......... 213

PRÉFACE

PERTE DE SENS DANS LE TRAVAIL ET DÉLITEMENT DÉMOCRATIQUE

Frédérique Debout Cosme[1]

On parle, depuis les périodes de confinement et de télétravail associés à la pandémie, de « vagues de démissions », du « désengagement sur fond d'atteintes aux valeurs », de « quiet quitting », ou encore de la dénonciation des « bullshit jobs » (notion popularisée par David Graeber, 2019) jusqu'à des initiatives de changements de modèles économiques et de manières de vivre se présentant comme des ruptures avec le modèle consumériste-productiviste dominant (Tiers-Lieux, écosystèmes coopératifs territorialisés, oasis, écovillages, etc.). Mais si la question du sens au travail est présente dans le débat scientifique (Coutrot et Perez, 2022) et sociétal, il faut bien reconnaître que c'est loin d'être une question nouvelle. Ce qui semble nouveau, c'est la forme expressive de la souf-france au travail qu'elle constitue dans l'espace public.

C'est sans doute à cela également que participe l'ouvrage coordonné par Gaëlle Légo et Sophie Lespeix, à propos du secteur médico-social qui est traversé par une crise de sens. La mission du travail social est de permettre *de faire société* avec les handicaps et différences des individus, afin de participer à la réduction des injustices. Mais celle-ci est désormais souvent rendue impossible, ou alors au prix de la souffrance et des atteintes à la santé mentale de ceux qui le font vivre. Autant dire que si le *faire société par-delà les différences* n'est pas encore partout impossible, il se dégrade du fait des atteintes à la santé mentale de ceux dont c'est l'œuvre. S'il n'est

---

[1] Maîtresse de conférences en psychopathologie et psychodynamique du travail, Conservatoire national des arts et métiers (CNAM), Paris. Centre de recherche sur le travail et le développement, chaire de psychologie du travail. Membre de l'Institut de Psychodynamique du Travail, Paris. Après une maîtrise de philosophie et plus particulièrement de phénoménologie à la Sorbonne, F. Debout a entamé un cursus de psychologie clinique. Ses premiers travaux portaient sur le corps, la technique et la psychose. Elle a travaillé quatre ans en ESAT puis 11 ans en psychiatrie adulte, dans une unité d'accueil familial thérapeutique pour patients adultes de psychiatrie. Clinique sur laquelle a porté sa thèse de doctorat, sous la direction de C. Dejours.

pas encore impossible… il le devient. En effet, la qualité du travail est impossible à atteindre à partir des impasses réalisées sur la stabilisation et la consolidation de la santé mentale des travailleurs.

Pourtant, il faut également souligner que si cette question du sens du travail, de la crise du sens du travail devient désormais très présente dans l'espace public, cela est intervenu essentiellement à partir de la mise en visibilité des atteintes aux tiers extérieurs et bénéficiaires (patients, usagers, résidents, nature) produites par le travail qu'à partir des effets délétères des modes d'organisation du travail actuels sur la santé mentale des travailleurs. Il convient sans doute d'en interroger les raisons.

Cela tient sans doute à une tendance à la déconsidération du travail sur la scène politique et enracinée dans les travaux articulant politique et travail, y compris parmi les théoriciens de gauche comme Marx ou Arendt. Pour le premier, le travail est certes le vecteur privilégié de l'accomplissement de soi, mais Marx y pose une condition qui n'est pas marginale : ce n'est valable que si les travailleurs s'y autodéterminent. Autrement dit, cela signifierait que les emplois subalternes n'accéderaient pas à l'émancipation dans et par le travail. C'est un problème de taille, car cela suggère que d'une part les professions supérieures et les cadres accéderaient à l'émancipation – et on sait, des enquêtes de terrain que cela n'est pas une évidence – et que d'autre part, pour certains, l'émancipation ne serait accessible que dans le hors travail. Arendt a une conception encore plus négative du travail, qu'elle rabat sur la question de la production.

Le travail en ce sens représenterait le niveau le plus bas de la *vita activa*, dépourvu de politique. Ce serait parce que le travail occupe autant de place dans nos vies qu'il réduirait, rétrécirait l'espace public, lieu privilégié de l'expression individuelle et de la démocratie. On rejoint ainsi le même écueil de développement : s'accomplir reviendrait à se dégager du travail ; l'émancipation ne se pense que dans le hors-travail. Mais avec un tel raisonnement, on ne peut pas comprendre pourquoi les individus, comme ceux qui écrivent dans ce livre, tiennent autant à leur travail et pourquoi ils luttent contre les attaques dont celui-ci fait l'objet depuis vingt ans, emboîtant le pas de l'hôpital. Et on ne comprend pas non plus pourquoi certains vont si mal quand le travail se vide d'intérêt et de sens, voire quand ils se trouvent à faire des choses que techniquement et moralement ils réprouvent, des choses contraires au sens moral, au nom de leur emploi. Pourtant, il faut admettre qu'aujourd'hui les difficultés rencontrées par les acteurs de terrain dans l'exercice de leur métier ne relèvent pas de simples désaccords pratiques ou moraux. Elles ressortissent d'une action politique structurée, le néolibéralisme. Et il faut à la suite admettre que depuis les années 1980 en France, le néolibéralisme a remporté de nombreuses batailles, au détriment de l'éducation publique, du secteur de l'énergie et des transports, de l'enseignement supérieur et de la recher-che, de la santé… nous faisant croire qu'aujourd'hui, nous n'aurions plus les moyens de nos ambitions qu'il faut rationaliser et optimiser le système à grand renfort de consultants privés et d'indicateurs chiffrés dans une économie désormais financiarisée et désindexée des autres valeurs que monétaires. C'est la fatalité économique qui devient ainsi la clé de voûte des transformations organisationnelles visant l'optimisation des process et des institutions : « aucun bénéficiaire sans solution »… Mais rien n'est dit de la valeur de la solution en question.

Ce sont bien des choix politiques qui ont présidé aux transformations des organisations de travail dans tous ces secteurs, à l'instar du médico-social. Et c'est une action politique structurée que de choisir la voie du travail ou plus précisément de l'organisation du travail pour transformer la société, car *in fine*, ce qu'elle vise et obtient, ce sont les changements de société que nous vivons aujourd'hui, mais qui dépassent le cadre strict du métier et du travail.

Ce que l'on développe, ce que l'on construit dans le travail : la solidarité, l'entraide… ou au contraire, la méfiance et le repli sur soi, nous l'importons dans nos autres secteurs de vie. Car travailler ne laisse jamais indemne celui qui s'y prête. En travaillant, nous cherchons à bâtir un monde dans lequel habiter ensemble, mais pour y parvenir, il nous faut nous y engager jusqu'à en être transformés. Par définition, cette transformation subjective ne se limite pas à l'espace et au temps de travail. Elle a donc des conséquences sur les vies privées, la famille, les enfants (citoyens et travailleurs de demain) le champ social dans lequel nous évoluons tous en dehors du travail. À vrai dire, c'est essentiellement pour cette promesse de transformation de soi que nous nous engageons subjectivement dans le travail : nous en attendons certes une rétribution pécuniaire, mais celle-ci n'est qu'un volet de la rétribution attendue des efforts engagés. Pour la mobilisation de nos intelligences et pour avoir consenti à des efforts en vue de la contribution à une œuvre commune, nous espérons un gain subjectif constitué d'une part par des habiletés, des registres de soi (disponibilité, patience, charisme, sensibilité, courage, etc.) qu'on ne pensait pas avoir ou pouvoir acquérir et d'une part, par une rétribution d'ordre avant tout symbolique : la reconnaissance. Mais cette reconnaissance ne saurait se limiter à des remerciements, de la gratitude ou des encouragements pour le dévouement… elle se constitue d'une série de jugements articulés entre eux, portant sur ce qui est fait (et la manière de le faire) et qui, pour remplir leur office de gratification attendue, doivent être proférés par des acteurs estimés comme légitimes au regard des règles de travail et valeurs de métier. Participer à la vie des règles de travail et voir son travail reconnu par les acteurs légitimes du champ – c'est-à-dire ceux qui connaissent le métier, le défendent par leur action au quotidien et le font vivre – confère un sentiment d'utilité et d'appartenance à un groupe social. Ces points sont fondamentaux dans la stabilité de notre identité, de notre santé mentale.

Ces jugements réclament par ailleurs de faire référence à des règles définissant ce qui se fait ou ne se fait pas dans le travail. Ces règles ne sont pas prescrites par l'organisation de travail, mais construites au sein des collectifs de travail et au décours de la délibération sur ce qu'il convient de faire ou non, face au réel. Cette activité, définissant le collectif de travail, est appelée « activité déontique ». Elle permet à chacun de se repérer dans l'activité et de savoir s'il ne s'est pas trop écarté de ce envers quoi il s'est engagé. C'est l'arrimage au réel auquel les travailleurs sont confrontés qui confère aux règles à la fois leur légitimité, leur valeur et leur sens.

Le « sens au travail » n'existe donc pas « en soi » comme une évidence liée à la Morale ou l'Éthique, mais dépend de cet arrimage des règles de travail (dans leur dimension pratique, axiologique ou éthique) au réel rencontré au cours de l'activité comme par exemple, la clinique des personnes accueillies dans nos institutions. Il n'est ni une affaire seulement collective (le même sens pour tous) ni seulement individuelle (lié à la construction individuelle et aux valeurs morales personnelles). Le sens du travail ne peut être dissocié ni de l'activité concrète ni des « règles de travail » et des « règles de métier ». Il est étroitement dépendant des possibilités pour les individus de produire un récit de soi et du monde porteur de significations. Aux confins de l'individuel et du social, il est ancré dans les dimensions sociales et organisationnelles du travail. On comprend mieux ainsi pourquoi les torsions lexicales néolibérales, sur lesquelles insistent plusieurs contributions du livre, ou les chartes de bonne pratique et de bientraitance, dans leur dimension prescrite et standardisée sont en contradiction avec l'activité déontique elle-même et certaines règles de travail, contribuant par là à la perte de sens dans le travail.

Trouver du sens à ce qu'on fait ne dépend pas de règles figées et normalisées, mais de la possibilité de maintenir une adéquation entre les règles et la dimension mouvante, dynamique, vivante du réel c'est-à-dire, la clinique. Le sens au travail est tributaire de cette dynamique et pour cette raison, ne peut se constituer une bonne fois pour toutes. Il se construit et peut se perdre. Il est étroitement dépendant de conditions sociales et organisationnelles lui permettant de se construire ou au contraire de disparaître.

Or depuis les années 80, les nouvelles formes d'organisation du travail qui sont promues procèdent à des attaques en règle des conditions sociales requises dans la mise en œuvre de l'activité déontique et de la dynamique de la reconnaissance. Le tournant gestionnaire – avec l'introduction de l'évaluation individualisée des performances, celle de la standardisation des pratiques sous prétexte de qualité totale, de la précarisation des métiers notamment par la sous-traitance et la multiplication des emplois précaires – produit des effets désastreux sur la santé mentale des travailleurs. Pour faire du chiffre, désormais seul indicateur satisfaisant les tutelles, les travailleurs se trouvent en situation de brader ce qu'ils estiment compter dans leur travail. Parfois même jusqu'à appliquer des directives inhumaines, des pratiques normalisées par des tutelles, voire l'État et que leur éthos de métier réprouve. Cela génère pire que la perte du sens, la souffrance éthique. La mise en concurrence des associations, des structures, des individus entraînant dans le même temps une plus grande fragilité psychologique. Et cette destruction des ressorts collectifs du travail se voit désormais poussée un cran plus loin par la mise en place des plateformes finissant la déconstruction d'une « prise en charge globale » en « séries d'actes » et du « bénéficiaire » en « besoins ».

Mais la souffrance éthique touche aussi les encadrants et directions, pris entre les arguments de leurs subordonnés, leurs conseils d'adminis-tration et les pouvoirs publics. La souffrance au travail n'épargne pas les rangs des directions pourtant peu enclines à se saisir de la question centrale de l'organisation du travail et de ses transformations… Or sans un travail mené sur l'organisation du travail, sans la mise en place de véritables espaces de délibération orientés par la recherche de solutions communes, on ne peut pas espérer rationnellement des travailleurs la mise en œuvre du service permettant aux personnes présentant des particularités et des handicaps de trouver une place dans nos sociétés et ainsi de participer à la réduction des injustices.

La première étape réclame ainsi de parvenir à réunir des travailleurs volontaires et des membres de l'encadrement afin de s'accorder sur la caractérisation des atteintes portées au travail d'une part, sur le rôle tenu par les choix organisationnels présidant à ces atteintes d'autre part… car c'est à partir de ce constat que peut se construire l'action rationnelle. Cette étape recouvre déjà un certain nombre de difficultés, car elle sup-pose de reconnaître la centralité du travail dans la santé et sur le plan politique. Et le chemin est ensuite encore long et délicat, car la délibération, étape fondamentale dans l'élaboration et la réévaluation des règles à l'œuvre dans le travail, ne peut aboutir qu'à la condition d'une implication authentique des directions pour reconnaître la souffrance éthique et ses propres difficultés. C'est pourtant à la faveur des consensus obtenus que le collectif pourrait obtenir des tutelles et institutions politiques des concessions permettant aux travailleurs de remplir la part politique des missions de leur travail. La déstructuration des conditions du travail de qualité dans tous les secteurs d'activité est une question de vivre ensemble, mais aussi de modèle social promu par nos élus, donc une question politique. Le modèle de société que construisent les pratiques actuelles n'est pas un extérieur du travail, au contraire. Car en détruisant la solidarité dans le travail, les modèles actuels d'organisation du travail ne font qu'accroître les dissensions, les fractures et la solitude, la marginalisation et les difficultés à conjurer la violence.

Si l'expérience du travail vivant constitue les prolégomènes de l'expérience démocratique, travailler sur l'organisation du travail d'une manière générale constitue une exigence de justice sociale et un impératif démocratique.

BIBLIOGRAPHIE

ARENDT, H. 2003. *La condition de l'homme moderne*, Saint-Amand-Montrond, Calmann-Lévy.

COUTROT, T et PEREZ, C. 2022. *Redonner du sens au travail : une aspiration révolutionnaire*, Paris, Le Seuil.

DEJOURS, C. 2006. « Aliénation et clinique du travail », *Actuel Marx*, n° 39, p. 123-144.

DEJOURS, C. 2009. *Travail vivant*, Tome II, Paris, Payot.

GRAEBER, D. 2019. *Bullshits Jobs : a theory*, NY, Simon et Schuster.

MARX, K. 2021. *Manuscrits de 1844*, Paris, Flammarion.

INTRODUCTION À L'ÈRE GLACIAIRE

Gaëlle Légo[1] & **Sophie Lespeix**[2]

« La concurrence tend au marché plus qu'à la qualité »
Paul Valéry, cité par Roland Gori sur l'effondrement.

Des professionnels en colère…

Les événements sociaux de la fin d'année 2019 se sont diffusés comme une traînée de poudre dans les médias. Des professionnels de divers secteurs ont jeté leurs outils de travail, ou leurs apparats (tel que la robe noire pour les avocats). Ces gestes symboliques n'ont pas pour origine de signifier un refus de travail, mais de dire leur empêchement à exercer leurs métiers (Marchal, 2020). Dans un article au titre évocateur « Hôpitaux : silence, on coule ! », des soignants et des directeurs de l'AP-HP, s'expriment sur l'état de délabrement de l'hôpital public : « Ce système s'écroule et nous ne sommes plus en mesure d'assurer nos missions dans de bonnes conditions de qualité et de sécurité des soins » (*Le Monde*, 2019).

Beaucoup plus récemment, les psychologues font une grève nationale le jeudi 10 juin 2021[3]. Le mot d'ordre est lancé, avec l'appui des syndicats, à Paris/République avec un regroupement dans les Régions et devant les A.R.S[4]. Le décret du 10 mars dernier, passé en catimini, établi sans concertation avec les professionnels « de terrain » et leurs représentants met

[1] Gaëlle Légo est psychologue clinicienne dans le médico-social (enfant, adolescent et adulte). Elle est aussi formatrice auprès de T.I.S.F., et de professionnels. Membre du Centre Interdisciplinaire sur l'Enfant (CIEN) « Les enfants terribles », co-responsable d'un Comité Appel Des Appels (ADA) sur Quimper (29) et anciennement chercheuse au Laboratoire de l'Université de Rennes II sur « Les nouveaux fanatismes ».

[2] Sophie Lespeix est éducatrice spécialisée depuis 25 ans, formatrice en école de travail social.

[3] Ce n'est pas souvent que cette profession se mobilise. La dernière fois, c'était en 2003.

[4] A.R.S. : Agence régionale de santé.

à mal l'exercice de leur fonction (Morvan, 2021). Il semble qu'à notre époque, ce type de traitements soit devenu « monnaie courante »... !

Que viennent révéler ces manifestations collectives ? Peuvent-elles être entendues comme un symptôme de ce qui ne va pas, ou de ce qui ne va plus ? D'un mal-être sociétal au sens où Freud l'entendait, dans les années 30, avec *Malaise dans la civilisation* ? Ou de ses impasses ?

Le langage, des glissements sémantiques

Il y a une vingtaine d'années, dans le médico-social, nous observions l'apparition de nouveaux mots, ou formules, qui tournaient dans les discours pédagogiques comme une ritournelle ; LEO, LCM, PPP, etc. Mais aussi les choses n'étaient plus désignées de la même manière[5]. Les éducateurs référents d'un enfant devaient être renommés en « référent d'un projet », leurs entretiens éducatifs devenaient des S.P.I. (Légo, 2012, p. 43), et des « grilles de balayage de la vie de l'enfant » commençaient à pulluler avec des chiffrages de « besoins » en terme pédagogique, éducatif ou thérapeutique. On nous parlait de re-moderniser nos pratiques et, voilà qu'on nous invitait à une épuration du langage. Ces sigles nouveaux, ces formules vides, fondant ainsi ce que le sociologue Jean-Pierre Le Goff appelle *La pensée chewing-gum* (2003), envahissaient nos lieux d'exercice sans que nous puissions repérer ni leur origine ni leur finalité. Certains banalisaient ces mutations langagières : « ce ne sont que des mots !! ». Pourtant, Freud l'avait spécifié en son temps que dès lors que nous touchons au langage, nous touchons aussi à nos structures de pensée : « On cède d'abord sur les mots et puis peu à peu sur la chose » (1921). Le philologue Victor Klemperer, dans son acte de résistance, étudie « de l'intérieur » les effets de l'idéologie nazie sur la langue allemande, et sur ceux qui la parle, modifiant en profondeur la conscience de tout un peuple. Tel un lent empoisonnement, les nouvelles formules se glissent dans les esprits « comme de minuscules doses d'arsenic : on les avale sans y prendre

[5] Un crayon devenait *un outil scripteur*, un ballon *un référentiel bondissant*, les chiffres du dé *les constellations*, etc., mais aussi des attitudes ou des fonctions sont re-nommées comme *devenir proactif*, ou pour les salariés *Collaborateurs*. Avec ce dernier terme, le mot « hiérarchie » disparait, avec la question du rapport de force. D'ailleurs, on ne dit plus « conflit social » mais « dialogue social ». La novlangue a de spécifique qu'elle peut effacer certains mots. Dans la pensée orwellienne, le mot « Liberté » telle que « Liberté politique » ou « Liberté intellectuelle » n'existait plus.

garde, elles semblent ne faire aucun effet, et voilà qu'après quelque temps l'effet toxique se fait sentir [...]. Elle (la langue nazie) imprègne les mots et les formes syntaxiques de son poison, elle assujettit la langue à son terrible système, elle gagne avec la langue son moyen de propagande le plus puissant, le plus public et le plus secret » (1996, p. 38-39).

Cosmétique de l'ennui

Dans son roman *Cosmétique de l'ennemi*, Amélie Nothomb (2001) campe une situation improbable entre deux voyageurs dont l'un se trouve obligé d'écouter sans son consentement la logorrhée interminable de son compagnon d'infortune le récit intime qu'il fait de sa vie. « De toute façon, le hasard n'existe pas », conclut la romancière.

Nous apercevons, ici, une analogie avec ce que nous vivons dans le concret de nos pratiques. Nous tenterons d'en déplier les modalités, ainsi que les pistes de travail ultérieurement.

Depuis la transformation des synthèses en R.C.P.[6], dans un foyer de vie, de nombreux professionnels font part de leur ennui à devoir écouter la déclinaison d'items comportementaux supposés représenter les « usagers » dont ils ont la responsabilité. Et, dont la finalité est de « pondre un projet évaluable ». À travers le prisme de grilles, notre regard clinique semble biaisé, créant ainsi *une néo-réalité*. Pourtant, Bourhis et Auger (2006) nous enseignent que la synthèse reste une donnée incontournable dans un accompagnement social, pédagogique et thérapeutique ; ces petits détails du quotidien, d'abord insignifiants, puis mis bout à bout nous permettent de repérer la problématique psychique d'un sujet, d'en élaborer un savoir à plusieurs et d'orienter nos actions *dans le transfert*. Muriel Sacchelli confirme cette hypothèse selon laquelle « le discours joue inéluctablement un rôle dans la production du réel qu'il sert à désigner ». Cette transformation de la langue ne correspond nullement, dit-elle, à « une sorte d'opération cosmétique se parant des allures de la modernité sans modifier l'essence des faits décrits, mais que s'opère une

---

[6] RCP= Réunion de Construction de Projet ou encore appelée R.S.P. (Réunion de Suivi de Projet). La structure de ce discours est réglée autour du signifiant-maitre « projet » dont la finalité est la « circulation des informations ». Les agents deviennent, eux-mêmes *interchangeables* dans la mesure où un éducateur peut « monter un projet » qui sera « mit en œuvre » par un autre.

transformation du réel qu'ils désignent, du rapport aux autres et au monde de ceux qui en usent » (2020, p. 17).

« Il faut que l'usager s'approprie son projet » devenait un leitmotiv. Mais pourquoi autant d'insistance à forcer cette « appropriation » ? Ce projet ne devait-il pas être le sien ?

Il a y 20 ans dans le médico-social…

À cette époque apparaissaient les textes de « modernisation sociale », qui visent à restructurer nos institutions en réclamant une mise au pas normative, imposant du même coup ce concept d'évaluation. Ce passage de « l'évaluation » dans la législation produit, dès son origine, *une mutation de son exercice*. Il est, aussi, intrinsèquement lié à la question économique[7]. Suite à cette « réforme », devions-nous faire « table rase » de l'histoire de nos métiers, de ce savoir clinique habilement construit au fil des générations ? En parallèle, se sont imposées avec violence des exi-gences de standardisation des pratiques dont le bras armé reste les grilles, les protocoles, la codification. La recherche « d'objectivité » fait du savoir un corpus pseudo-scientiste et non plus un savoir extrait d'une praxis, d'une expérience « de terrain ». Celui-ci devient externe à la relation. Ces méthodologies standardisées démantèlent le cœur du métier.

Rapidement un climat de suspicion a imprégné les hautes sphères du pouvoir dont certains journaux, ou revues, se sont fait la courroie de transmission[8]. Il s'agissait, nous disait-on, de lutter contre les phé-nomènes sectaires, les cas de maltraitances observées dans certains établissements de sorte que par extension toute pratique s'est vue suspectée d'être malveillante. De nombreuses « formations » sur la « bientraitance » voient le jour avec pour corollaire une surveillance, un contrôle des actes les plus banals de la vie des institutions[9]. Les audits, les évaluations internes et externes se succèdent les unes après les autres dans un langage formaté,

[7] La création d'un Conseil national de l'évaluation sociale et médico-sociale supposé valider des référentiels de « bonnes pratiques » inquiètent les professionnels, ainsi que l'inscription d'un principe de dotations limitatives opposables (par exemple, art. 8, L 311-4, b, section 2).

[8] « Pour en finir avec l'ambiguïté, la méfiance, la condescendance, l'approximatif… Prestataires et bénéficiaires doivent passer un contrat ! » titre ce 13 avril 2000 le *Lien Social* (n° 527).

[9] Comme avec « la fiche d'alerte », par exemple (Légo, 2011).

technicien et peu évocateur de nos pratiques. Ce qui pouvait être, à l'origine, une préoccupation légitime (celle de réguler des fonds monétaires) devient rapidement une véritable « usine à gaz ». Le modèle qui nous est imposé est la « démarche qualité », et sa fameuse *roue de Deming*, comme un éternel recommencement. Cette méthode utilisée dans le secteur industriel[10] est appliquée *stricto sensu* à l'humain. Issue des entreprises Toyota au Japon (taylorisme, fordisme), elle constitue un point d'appui dans la fabrication de produits à destination de consommateurs qui s'inquiètent à juste titre de la qualité des produits qu'ils achètent. Appliquée à l'être humain, elle révèle largement ses impasses, et notamment sa tendance *réifiante*.

La forclusion de la dimension humaine est le produit de cette logique normative

En réalité, cette démarche de normalisation qui entend substituer la méthode d'évaluation usitée dans l'industrie à la relation d'aide, forclos ce qui fait la complexité de la relation humaine avec l'expression d'émotions, d'angoisses, d'attachements ou d'agressivité qui caractérise le « vivant » et l'être parlant. Telle est la démonstration de Jean-René Loubat lorsqu'il tente de faire une comparaison entre « le carnet d'entretien de la voiture » et une logique de parcours pour un « usager » : « disons que l'accréditation est aux établissements ce qu'est le contrôle technique aux automobiles » (2004, p. 7). Il y a, ici, une confusion radicale entre le mort et le vivant (Aflalo, 2009, p. 82).

Ce subterfuge peut être réalisé « grâce » à la transformation d'un acte relationnel, en un acte rationalisé et codifiable. Le Conseil National de l'évaluation, qui assure le contrôle « qualité », accorde (ou pas) la poursuite de son accréditation à un établissement en fonction de sa satisfaction aux normes prédéfinies et compatibles avec la logique économique dans le but « (d') optimiser les moyens afin d'abaisser les coûts des prestations » (Loubat, 2004, p. 4). Au regard de cette évaluation quantitative, un acte de soin, un logiciel, une réalisation sportive ou artistique, ou un conseil sont situés sur le même plan qu'un pur produit de consommation.

[10] Bien que certains aient pu entrevoir les limites d'une application stricte de ces process. Par exemple le consultant Christian Doucet « *La qualité* », Que sais-je ?, PUF, Paris, 2005.

L'accompagnement en est réduit à la « plus-value » qui va en résulter. Qu'un « usager » ait un passage à l'acte, celui-ci n'est plus entendu dans sa dimension de souffrance ou de questionnement, mais comme désordre ou comme « troubles » à répertorier dans des classifications diverses, voir comme comportements/problèmes à éradiquer. Cette réification de la dignité du symptôme permet, ultérieurement, sa transformation en matière brute, chiffrable et devient standardisable à l'infini. L'exploitation de ces données génère, plus ou moins, de capital financier pour l'institution transformée en entreprise.

Cette métamorphose, que décrit Kafka (1915) avec sa *créature monstrueuse*, n'est pas sans conséquence pour le psychisme et pour la collectivité. Avec cette allégorie, l'auteur révèle le drame de l'aliénation économique, sociale et morale qui n'épargne pas la famille *Samsa* rongée par le Dieu argent.

La Démarche qualité introduit l'idéologie du « 0 défaut », la traque du Vivant, donc la traque de la jouissance incluse dans le Vivant. Elle tente de faire cesser « le désordre du vivant » spécifique à l'existence : « Réduire l'humain à une chaîne de neurones génétiquement programmés (ou d'items comportementaux), c'est organiser la traque méthodique de la jouissance parfois perçue comme monstrueuse et pourtant singulière à chaque sujet et rétive aux calculs. Chacun jouit à sa façon ; aussi, s'agissant de la jouissance, l'exception est-elle la règle. L'évaluation n'hésite pourtant pas à classer et à compter pour exclure toujours plus. Les charniers de l'histoire l'attestent cependant : la traque de la jouissance ne cesse qu'avec celle du vivant qui la porte » (Aflalo, 2009, p. 82).

Le handicap, la santé, un marché lucratif

Dans une société gangrénée par l'esprit néo-libéral, le « handicap » est perçu comme un défaut à compenser. Défauts indexés comme « be-soins », puis codifiés, ils donnent lieu à une « prestation » tarifiée. La logique de Sérafin-ph qui s'avance dans le secteur du médico-social est le juste pendant de la tarification à l'acte T2A usitée à l'hôpital et responsable des multiples catastrophes dont l'actualité n'a cessé de nous donner la mesure. Aujourd'hui certains politiques en reviennent. Alors, pourquoi ne pas tirer un enseignement de cette expérience ? Doit-on y voir un glissement de société vers un modèle utilitaire, performatif et réglé par le « Divin

Marché » (Dufour, 2007) ? Christian Laval nous alerte sur l'envahissement d'un principe d'utilité et d'intérêt qui « s'impose aux sociétés et aux hommes et doit devenir le guide de la réforme générale des institutions » (2007, p. 23). De cette invasion obsessionnelle de l'évaluation [11], ses adeptes en font une idéologie selon Hanna Arendt (1972, p. 220), ou bien la plus grande imposture du XXIe siècle (Zarka, 2009).

Ce marché du « handicap » a été finement décrit par Brigitte Chamak (2021) à propos de l'autisme : au-delà du diagnostic, son étude révèle que les orientations de soins sont détournées de leur but, car gangrénées par des idéologies, polémiques politiques, conflits d'intérêts et lobbying. Roland Gori et Marie-Josée Del Volgo avaient anticipé ce mouvement de médicalisation de l'existence, dès les années 2005. Cette chute des grands récits et idéaux collectifs, favorise le dogme de la science et fait de l'essor des nouvelles thérapies le signe de l'avancée du néolibéralisme, et économique, de nos sociétés. Ce modèle est envahissant et prompt à s'étendre à la sphère privée, chaque sujet devenait le lieu d'un projet entrepreneurial dont l'idéologie comportementale et neurologique lui permettrait de gérer ses petites défaillances, et ainsi d'augmenter ses performances. Tout symptôme étant contre-productif, car l'indice d'une subjectivité, serait donc à effacer pour s'adapter à l'environnement. Le facteur humain disparaît (Légo & Lespeix, 2012, p. 42-47).

La fabrique du consentement

Les conséquences des incohérences de la « gestion » de la crise sanitaire Covid-19 ne sont, ici, ni plus ni moins que les résultats des politiques d'austérité organisées depuis plus d'une trentaine d'années. Cette gestion à court terme a détruit les domaines du soin, de l'éducation, de la culture… tous ces domaines qui doivent rester *en dehors de la logique du marché.* Cette hécatombe est le résultat d'un virus, mais surtout des moyens utilisés qui font prévaloir l'intérêt économique aux dépens de la santé des populations. La catastrophe est mondiale. Les pays qui s'en sortent le mieux sont ceux qui ont préservé leur indépendance, leur système de pensée (Diamond, 2006). L'occident s'est trouvé coupé brutalement de sa capacité d'anticipation, et de penser. Il faudrait se

[11] Et, de son autoévaluation qui s'inscrit comme un impératif de devoir recueillir le consentement de « l'usager » à se faire l'objet de sa propre soumission.

réapproprier la possibilité d'inventer, d'imaginer, de dialoguer et ré-interroger *la question du bien et du mal.* On ne pourra s'en sortir qu'ensemble et en étant solidaire du vivant, des animaux et des êtres humains.

Cette forme de raisonnement pragmatique ne fait qu'aggraver les choses. C'est pourquoi Roland Gori nous indique qu'au-delà du désastre écologique, climatique, environnemental, *l'effondrement a déjà eu lieu* et que cet effondrement concerne surtout la faillite de notre système de pensée et de l'ordre symbolique (2020). Dommage, nous indique Roland Gori, que les politiques ne se soient pas saisi du contenu de *La peste* de Camus, et n'aient pas non plus ré-interrogés les paramètres de la crise sanitaire au regard de l'histoire des épidémies. Emmanuel Macron a oublié la dimension historique, sociologique des épidémies. S'appuyer sur la littérature, en particulier la science-fiction, les autres sciences, la psychanalyse, la philosophie auraient pu nous permettre d'envisager une autre lecture (2021). À la place nous avons constaté le retour de mesures coercitives, incohérentes et injonctives. Ce retour à la norme n'est que le reflet de la défiance du peuple qui s'est installée, devant les mensonges répétés du Gouvernement[12], et paradoxalement face à la nécessité de réguler « les masses », celui-ci a accentué ses stratégies d'obéissance aveugle. Les mêmes stratégies ont été utilisées de l'introduction abusive du néo-management aux métiers de la relation, aux politiques de fabrication du consentement au travers de la crise sanitaire.

Rendre visible l'invisible

Ne pourrions-nous pas interroger l'efficacité de telles mesures ? Prendre le temps d'analyser ce qui émerge d'un symptôme qui se répète au fil des générations ? Comment s'en libérer (Gomez, 2022) ? Avec cette politique-là, disait John Keynes, « nous serions capables d'éteindre le soleil et les étoiles parce qu'ils ne versent pas de dividendes ». Ne pourrions-nous pas prendre exemple sur *Miss Pérégrine et les enfants particuliers* (Burton, 2016) lesquels, pour mener à terme leur lutte ont commencé à rendre visible l'invisible c'est-à-dire à faire émerger la forme des monstres pour

[12] Comme pour l'exemple des masques où il a été dit en mars 2020 qu'ils n'étaient pas utiles, puis ils sont devenus obligatoires quelques mois plus tard afin de cacher la pénurie de ceux-ci dû à une exportation de leur fabrication.

mieux les combattre ? Dans l'histoire de l'humanité, on a toujours assisté, lors de change-ments de civilisation, à l'émergence d'épidémies liée au déplacement et à la destruction du biotope par l'homme ; rapprochement d'espèces ani-males, libération de virus liée à la fonte des glaciers, ou à l'exploitation des zones polaires par le tourisme, l'érosion des sols, déforestation.... que nos politiques néolibérales ne nous permettent plus de traiter.

Nous avons oublié d'être sages dans le sens où nous n'avons plus, aujourd'hui, de *garde-fou.* Tenter de rendre visible l'invisible de cette logique mortifère, telle est la prétention de cet ouvrage collectif.

Matière grise

« Matière grise » est le titre de l'une des illustrations produites par notre artiste plasticien/sculpteur, Bilal Hassan. Elle pourrait signifier cette nécessité de faire fonctionner notre cerveau, nos ressources pour interpréter ce phénomène qui, aujourd'hui, s'étend comme une gangrène. Comme nous le rappelle Frédérique Debout-Cosme, dans sa préface, cette perte de sens produit une dégradation de l'acte politique et démocratique. Un sentiment d'utilité et d'appartenance à un groupe social est vital pour « faire société », et ce délitement interroge ce concept « d'activité déontique ».

Dans le chapitre I, Eugénie Poret-Petrucci anthropologue nous rappelle avec sensibilité ce qui de la condition humaine est inépuisable dans ce qu'il y a à percevoir au-delà des maux du corps, de l'épinglage d'un être dans une catégorie, du mesurable de la souffrance. Dans l'obsession des process, l'écoute et la chaleur humaine se perdent. C'est à reprendre le phénomène dans une perspective historique, que nous invitent Sébastien Joffres et Valentine Prouvez ; les textes de 2002 ouvrent un accès plus large aux « droits des usagers », mais en instaurant cette « démarche qualité » transposée de l'industrie (donc des objets manufacturés) au travail social (donc au désir) elle pose plus de problèmes qu'elle n'en résout. Nous verrons qu'à dissocier « la qualité » de « l'éthique », un écart se creuse. Ne devrions-nous pas, plutôt, poser la dimension du « ratage comme éthique » dans nos pratiques ? Jean-Luc Marchal pose une refondation du cœur de nos métiers à partir de l'épreuve des faits, la mise en récit, et l'engagement face au réel que mobilise chaque accompagnement afin de contrer l'emprise des référentiels, ou des « bonnes pratiques ». L'alignement sur le marché en transformant la personne en « usager », le professionnel en « prestataire » induit la fabrique d'un *nouvel ordre de réalité* dont les conséquences délétères peuvent se lire sur un collectif. Les trois auteurs Patricio Nusshold, Nafissa Bensedira et Aurélien Appéré évoquent *in situ* les ravages d'un tel management sur une institution.

Dans l'analyse socio-politique ouvert par le chapitre II, Stéphane Trégouët nous expose comment « être sous l'emprise » de ce discours néo-managérial provoque une précarisation psychique des infirmiers en psychiatrie. Les récentes réformes tarifaires ré-organisent les soins autour d'une logique rationnelle, opérationnelle et purement économique ayant pour conséquence la destruction de l'hôpital. Cette souffrance au travail interroge : en effet que vaut le rire d'un schizophrène dans ce formatage, se demande Benjamin Lestringant ? Le savoir clinique est abandonné au détriment d'une novlangue codifiée et normée précipitant un passage à une *clinique vétérinaire*. Cette conception organiciste et mécaniciste du psychisme humain, en réifiant la « maladie » à une norme comportementale induit des confusions entre « normal » et « pathologique ».

Tout « écart à la norme » peut, donc, être considéré comme une belle opportunité mercantile : Barbara Steiner, en tant que salariée de l'industrie pharmaceutique, nous décrit avec quel cynisme cette corruption généralisée s'impose au mépris des dégâts qu'elle provoque. Dès les années 80, cette Démarche Qualité s'inscrit comme offensive néo-libérale ; de son déploiement sans limite, Othman Ihrai envisage son envers *comme avatar du capitalisme de surveillance*. Puis, il précise que cette marche forcenée est dirigée par des acteurs qui n'ont aucune légitimité (cabinet de consulting, organismes de certification) tirant profit de cette robotisation de l'humain et de son remplacement par l'Intelligence artificielle (I.A.).

Bulles d'oxygène et techniques de sabotage…

Le chapitre III, initie un retour à la clinique. L'intériorisation d'une novlangue, modifiant la structure même du collectif, est finement décrite par Françoise Lautridou : la disparition de la place de l'exception, donc de la figure de l'autorité, entraîne des remaniements en cascade dont la dimension du savoir et du pouvoir. Dans « Il va falloir simplifier ! », Martine Blanchard fait usage du discours analytique dans *la Cité* ; montrer comment l'art (instrumentalisé dans un rapport de consom-mation) permet d'exercer à partir de l'inconscient et de pouvoir remettre en circulation une pensée subversive. D'une clinique institutionnelle, à une logique du « cas par cas », la jeune patiente de Lucie Juliot vient révéler que nul déterminisme n'est acquis. Lilou fait valoir *sa propre parole*, au-delà des assignations identificatoires qui menacent son être : le « travail à plusieurs » d'orientation analytique, s'avère être une boussole pour penser l'accueil d'un sujet dans ce qui fait symptôme pour lui. En effet, cet aménagement symptomatique vient nous enseigner ce contre quoi le sujet lutte. Thibaud de La Guerrande nous décrypte comment le peintre Henry Darger tente de traiter, par son œuvre, l'insupportable ; faire bord à l'envahissement de la jouissance de l'Autre soit par le recyclage de l'objet déchet, soit par l'écriture dans laquelle la guerre éternelle paradoxalement reste la garantie d'*une continuité de l'existence*.

Le chapitre IV, met en lumière quelques pistes de résistances et techniques de sabotage qui repoussent cette mortification du vivant par l'excès des normes. Michèle Kopitsch témoigne de ce dépeçage violent des pratiques par des mesures tarifaires, de l'atomisation des formations par la voie du CPF : amis travailleurs sociaux, armez-vous de votre courage devant la détresse exprimée par ces « cabossés de la vie », faites donc preuve de ces trésors d'ingéniosité que vous déployez au service des plus vulnérables, aujourd'hui plus qu'hier ! Avec humour, Stéphanie Rieu traite de son parcours en foyer de vie dont « le paradoxe de l'éducateur » est d'inventer des cases à la mesure des résidents. Puis comme l'action sociale est d'essence politique, elle nous invite à dire « non » face à ces « cadres corrompus », ces tentatives de taylorisation de la rencontre. Cette idéologie du risque « 0 », contenue par des procédures, est une démarche dangereuse et liberticide. Franck Lepage poursuit, donc, son engagement par l'initiation aux *Conférences gesticulées* comme sauvetage éthique et psychique d'une humanité partagée. Refuser ce *New Public Management* reste un impératif politique, syndical et moral ; préserver certaines fonctions sociales de la marchandisation c'est faire civilisation ! De façon émouvante, Marc André Maximin relate « de la nécessité d'alternatives » pour fonder un « vivre ensemble » lequel a été largement bousculé par la crise covid. Ces métiers de l'humain, qui restaurent du lien, ont été ceux qui ont compté le moins dans une échelle de valeur économique. La première forme de désobéissance, c'est d'arrêter de *faire comme si* tout était normal. Dans les politiques culturelles de la création subsiste un

« indéfectible principe de liberté », nous dit Éric Houguet_metteur en scène et acteur, de sorte que le dispositif théâtral ménage une transformation/métamorphose du sujet qui s'y soumet. Dans la pratique paysanne, avoir un élevage d'animaux suppose un équilibre entre « le prendre soin », *le care* et le rituel de la mort. Opaline Lysiak nous le dit avec délicatesse dans un interview avec Noémie Calais pour son École Agroécologie Voyageuse. Se soulever avec les paysans pour défendre le vivant restera un impératif.

BIBLIOGRAPHIE

AFLALO A., 2009. « L'évaluation : un nouveau scientisme », L'idéologie de l'évaluation. La grande imposture, *Cités*, n°37, Paris, PUF, p. 79-91.

ARENDT H., 1972. « Idéologie et terreur : un nouveau type de régime », *Le système totalitaire*, Paris, Seuil, p. 203-232.

BOURHIS J. L. & AUGER C., 2006. « La réunion, une contribution à l'évaluation interne au service du sujet », *Penser l'institution. L'évaluation au service de la clinique*, Rennes, Intervention au CREAI-Bretagne.

BURTON T., 2016. « *Miss Pérégrine et les enfants particuliers* », Chernin Entertainment Tim Borton's Productions.

CHARMAK B., 2021. « *Controverses sur l'autisme* », Toulouse, Érès.

DIAMOND J., 2006. « *Effondrement. Comment les sociétés décident de leur disparition ou de leur survie* », Paris, Gallimard.

DUFOUR R. D., 2007. « *Le Divin Marché. La révolution culturelle libérale* », Paris, Denoël, 2007.

FREUD S., 1921. « Psychologie des foules et analyse du moi », *Essais de psychanalyse*, Paris, Payot, 1981, p. 117-218.

GOMEZ J.-F., 2022. *Délivrez-nous du management ! Monde d'avant et monde d'après dans les métiers de l'humain*, Paris, Libre & Solidaire.

GORI R. & DEL VOLGO M.J., 2005. « *La santé totalitaire. Essai sur la médicalisation de l'existence* », Paris, Denoël.

GORI R., 2020. « *Et si l'effondrement avait déjà eu lieu. L'étrange défaite de nos croyances* », Paris, Les Liens qui Libèrent.

GORI R. 2021. « Et si l'effondrement… », *France Soir*. Francesoir.fr/videos-lentretien-essentiel/roland-gori.

KAFKA F., 1915, *La Métamorphose*, Paris, Gallimard, 2000.

KLEMPERER V., 1996. *« LTI. La langue du IIIè Reich »,* Paris, Albin Michel.

LAVAL C., 2007. « *L'homme économique. Essai sur les racines du néolibéralisme* », Paris, Gallimard.

LÉGO G., 2011. « L'évaluation comme symptôme du malaise contemporain », *VST*, n°109, Toulouse, érès, p.77-82.

LÉGO G., 2012. « La langue, l'éducateur et la psychose », *Empan*, n°88, Toulouse, Érès, p. 42-48.

LÉGO G. & LESPEIX S., 2012. « La question humaine », Résister, *VST*, n° 113, Toulouse, Érès, p. 42-47.

LEGOFF J.P., 2003. « *La barbarie douce. La modernisation aveugle des entreprises et de l'école* », Paris, La Découverte.

LE MONDE, « Hôpitaux : silence, on coule ! », novembre 2019, https://www.lemonde.fr/idées/article/2019/11/13/hopitaux-silence-on-coule_6019000_3232.html

LOUBAT J.-R., 2004. « L'évaluation de la qualité dans les établissements sociaux et médico-sociaux », *Lien social*, n° 719.

MARCHAL J.-L., 2020. « Le "bel ouvrage" à reconquérir », *VST*, n° 147, Érès, p. 42-47.

MORVAN A. 10/06/21. « Uber psy, non merci : les psychologues dans la rue à Rennes », *Ouest France*.

NOTHOMB A., 2001, « *Cosmétique de l'ennemi* », Paris, Albin Michel.

SACCHELLI M, 2020. « Des mots et des hommes », Les effets du langage technocratique, *VST*, n° 147, Toulouse, Érès, p. 17-23.

ZARKA C., 2009. « Qu'est-ce tyranniser le savoir ? », L'idéologie de l'évaluation. La grande imposture, *Cités*, n° 37, Paris, PUF, p. 3-6.

CHAPITRE 1

ORIGINE, PERSPECTIVE HISTORIQUE ET CONSÉQUENCES

LES INSTITUTIONS DU MÉDICO-SOCIAL MISES AU PAS, ACCOUCHENT DES PRATIQUES NORMATIVES : *« POUSSE, C'EST UN Glaçon ! »*

Eugénie Poret-Petrucci[1]

> « *Nous ne servons pas avec notre force, nous servons avec ce que nous sommes.* Nous nous appuyons sur toutes nos expériences. Nos limites servent, nos blessures servent, même nos côtés obscurs peuvent servir. L'entièreté de ce que nous sommes sert l'entièreté que sont les autres. *Le service est une relation entre égaux »,* nous livre le docteur Rachel Naomi Remen (2014) dans *Au service de la vie*.

EmbRassadrice

Il y a une quinzaine d'années, un médecin avait mis en place une consultation consacrée aux patients douloureux chroniques dans un Centre Hospitalier Régional Universitaire. Ayant constaté qu'il y avait bien plus à entendre que les maux du corps et, craignant, disait-il, de « passer à côté de bien des choses qui paraissaient sans intérêt au regard strictement médical », il avait souhaité travailler avec une anthropologue.

Quelques années plus tard, cette structure était devenue un service avec 5 lits d'hospitalisation de jour et une équipe étoffée qui était aussi lieu de formation.

[1] Eugénie Poret Petrucci est anthropologue et auteur de : *Douleurs, Souffrance et Mémoire* aux éditions du Galion mars 2003 ; *Je Reste !*, éditions Connaissances et Savoirs – Sciences humaines et philosophie, 2017.
Chargée de missions et interventions dans le domaine de l'articulation entre le sanitaire et le social dans les domaines du handicap, accueil des migrants, adolescents, bénévolat d'accompagnement ; chargée de mission sur la culture palliative et responsable d'un réseau de prises en charge à domicile.

Effectivement, il y avait à entendre…

Il arrivait parfois en consultation d'urgence, des personnes, souvent des femmes, qui « n'en pouvaient plus » ; des mères courage qui tenaient comme elles pouvaient, une situation familiale, économique et conflictuelle en donnant le change, jusqu'au moment où le corps douloureux qui faisait barrage à la fatigue et à l'angoisse s'effondrait. Je les accueillais, tendues à l'extrême et chancelantes, craignant que, si par hasard quelqu'un leur demandait en cet instant leur numéro de sécurité sociale, elles ne s'effondrent dans le couloir.

Il m'est arrivé de les recevoir dans les bras avant la chute et, une fois « à l'abri », je les gardais le temps que les secousses s'arrêtent.

La première fois, les infirmières, qui étaient très douces et attentives, m'ont regardée en se demandant si je savais ce que je faisais et, comme nous avions confiance les unes en les autres, elles m'ont dit : « Tu crois qu'on peut faire ça ici ? »

Le sublime de cette question est qu'elle n'interroge pas sur la pertinence du geste, mais sur les limites, dans un établissement hospitalier, à pouvoir manifester par l'attitude la plus naturelle du monde, son soutien aux sens propre et figuré à une personne qui va s'écrouler sous nos yeux.

J'ai appris ensuite que, toutes proportions gardées, une femme indienne, AMMA, fondatrice d'une ONG « *Embracing The World* » parcourait le monde pour y proposer des assemblées au cours desquelles, depuis 1975, elle aurait pris des dizaines de millions de personnes dans ses bras. Le cinéaste Claude Lelouch décrit son expérience comme recevoir du « carburant ».

On pourrait ainsi nommer cette femme « Embrassadrice de l'amour ».

Le chaud et le froid

Voilà une attitude peu orthodoxe, en ces temps glacés où la « frilosité empathique » est de rigueur, justifiée par un professionnalisme qui se voudrait dénué de toute manifestation d'affect.

En effet, le mythe de la scientificité a recouvert toute autre forme de pensée, même rationnelle ; « Si c'est scientifique, c'est que c'est vrai ! ». D'ailleurs c'est prouvé par les chiffres et les évaluations qui sont faites en permanence… par les scientifiques eux-mêmes ! Il fut un temps où il était

« scientifique » de poser les bébés sur le ventre pour éviter les régurgitations, jusqu'au moment où il est devenu « scientifique » de les positionner sur le dos pour éviter qu'ils ne s'étouffent, comme quel-qu'un, un jour, a pu le remarquer scientifiquement.

Pour se protéger, il faut des certitudes et la meilleure des garanties, c'est l'indéniable vérité de La Science.

Constatant le souci prévalent de se prémunir plutôt que de servir, un esprit chagrin pourrait se demander ce qu'il y aurait à éviter ou à cacher. En effet, il s'agit de prouver que chacun a fait ce qu'il devait faire et non pas ce qu'il aurait fallu faire pour éviter parfois le pire.

Cette formule employée autrefois : « quand on aime, on ne compte pas » a laissé place à : « quand on codifie, on n'aide pas ». Car le temps passé à compter, à classifier finit par dépasser celui destiné à faire travailler le lien social. Ce qui était autrefois pratiquement négligé sous le terme de « simple formalité » a pris plus de place dans les pratiques et les esprits que les actions elles-mêmes.

À force de catégoriser les humains en des termes qui les réduisaient à leurs difficultés de vivre : exclus, handicapés, dépendants, on avait fini par croire que les exceptions confirmaient la règle : la majorité, La société, les invulnérables, les indépendants, NOUS ne risquons donc rien.

À force de réduire leur art du relationnel à une simple application des protocoles ou modes d'emploi, les travailleurs sociaux, désemparés au sens propre du terme, se trouvent dépossédés de toute forme de créativité ou d'empathie et ainsi se perd le cœur du métier qui, vidé de sa substance, n'intéressera plus que les moins motivés et engagés auprès des personnes en difficulté.

On pourra ensuite déclarer que les maux ne viennent pas de la forme, mais du fond en faisant la promotion de l'empathie, grand concept réinventé à coups de colloques coûteux où des scientifiques exposent fort sérieusement et preuves à l'appui, que d'après une étude scientifique, des malades hospitalisés guérissent plus vite lorsqu'ils sont entourés de l'attention de leurs proches que lorsqu'ils sont abandonnés de tous.

Lorsque les discours commencent par : « il a été démontré que… », on peut s'attendre au pire. Comme cette jeune chercheuse en sociologie qui, au cours d'un colloque, faisant part de ses travaux sur le concept de résilience, démontrait qu'ayant divisé en deux parts égales, des enfants qui s'étaient montrés résilients et d'autres…. elle avait pu en tirer quelques conclusions. Au regard d'une forme de rigueur qu'on appelle l'éthique, il lui a été demandé comment elle avait effectué le « tri » et, devant son désarroi, il lui a été proposé d'évaluer ses critères avec des cohortes de cochons d'Inde.

Hélas, nous n'avons jamais eu le privilège de connaître la fin de l'histoire. Et il me vint alors cette phrase du psychiatre Tony Lainé (1966-1992) que j'ai eu le bonheur de connaître : « Plus une science est insuffisante ou fausse, plus elle énonce de notions péremptoires ».

Retrouver un fil d'humanité

S'émouvoir devant la détresse d'autrui, être traversé par des sentiments et émotions constituent la source « d'une tentative d'aller chercher cet espace de pensée introuvable, non aliéné par les modèles circulant et dominant, au-delà de l'idéologie première, où les démarches d'évaluation ne sont que des démarches de contrôle ». On ne saurait mieux dire que mon ami Jean-François Gomez (2005).

Dans toute activité impliquant le social, on apprend des autres et de soi. On travaille avec ce que l'on est et ce que l'on sait ou croit savoir et la première des barrières destinées à définir la ligne de partage entre soi-même et autrui est le respect de la place reconnue à chacun qui évite toute projection.

Il ne s'agit pas de se mettre à la place de l'autre comme ces monu-ments qui, construits près des ports, servent à guider les bateaux dans l'entrée et sont appelés amers ; ils doivent demeurer à un endroit fixe de manière à ce que leur présence soit absolument fiable.

La disponibilité consiste à permettre à chacun de se confier sans la crainte de se sentir jugé, mais cette confiance, intuitive, ne s'aventure pas vers qui montre des défaillances sur la rigueur indispensable à une relation constructive.

Les situations placent souvent les travailleurs sociaux sur la brèche et l'échange interprofessionnel est une source de réflexions indispensables pour qui a l'humilité de se reconnaître démuni.

Les symptômes d'un comportement jugé pathologique étant aussi une manière de continuer à vivre, il ne s'agit pas de vouloir les faire disparaître au motif qu'ils signifieraient un désordre dans la vision conformiste.

Il me revient l'histoire de cette personne manifestant le syndrome de Diogène ; son accumulation d'objets ne lui laissait qu'un lit en forme de hamac dans lequel elle trouvait le repos. Alertés par des voisins qui la trouvaient étrange, les pompiers ont fait irruption dans cet univers où elle avait trouvé refuge. Transportée à l'hôpital pour des examens, certes nécessaires, cette femme est retournée dans sa maison partiellement vidée de ses encombrants cartons… pour y mourir deux jours après.

L'altérité n'est pas qu'un concept, elle signifie que ce qui fait sens pour l'un peut être insensé pour l'autre et qu'il s'agit, pour qui intervient au nom des institutions, de chercher ce qui vient motiver des comportements a priori incompréhensibles ou dangereux.

Cela interroge également sur la « logique » d'un système sociétal et sur les institutions chargées de pallier les manques, remettre en phase avec ses valeurs, des situations intolérables.

Au cours des études d'ethnologie, nous étions friands de ces pratiques étonnantes à nos yeux, ritualisées dans certaines ethnies, comme celle où un groupe désignait une personne destinée à agir, pour une courte période, à l'inverse des autres ; elle dormait le jour, marchait à reculons, etc. Marginaliser socialement un individu par rapport au groupe, permet d'interroger la conformité aux règles conçues comme étant la norme.

Si je n'ai pas retrouvé de quelle ethnie il s'agissait, je me souviens parfaitement de l'intérêt et des remarques que nous avons échangées avec notre professeur.

Le métier « rentre » par les expériences plus ou moins fragilisantes encadrées par les plus aguerris et chacune oblige à s'instruire davantage, partager mieux, accepter la faille qui rassure les autres et en faire un jeu avec soi-même dans sa propre souplesse.

Car l'humour est un atout essentiel dans les situations ubuesques ou tragiques rencontrées dans ces lieux où viennent « s'échouer » toutes les misères humaines.

Et les travailleurs sociaux savent à quel point ils peuvent être pris à leur propre jeu lorsqu'éthique se confond avec crispation et rigueur avec raideur.

Il me revient cette situation où il fallut « ruser » pour faire entendre à une maman, ivre dès 8h du matin et vivant dans un logement insalubre, que son enfant pouvait manger à la cantine, sans crainte de devoir absorber une nourriture « pas fraîche ».

Banaliser, baliser et rentabiliser

Les méthodes dites de management, issues du monde de l'entreprise, ont pour but de « gérer » des équipes afin d'en obtenir le maximum d'efficacité quant à la réalisation des objectifs. Pour cela, il s'agit de formaliser les moyens, d'organiser les tâches, de mettre en lien et en limites les rôles de chacun pris dans un système qui le dépasse.

Cette forme d'administration des personnes peut aboutir à les déshumaniser, en les déresponsabilisant.

L'arrimage au réel étant rompu, on s'aperçoit que, lorsque survient un drame comme le meurtre d'un enfant, tous les intervenants ont exercé leur fonction jusqu'aux limites permises, en employant les moyens dont ils disposent, mais sans aller jusqu'aux fins qui étaient de protéger l'enfant.

Tout le monde s'est « couvert » en remplissant sa tâche sans se demander si les moyens étaient véritablement en adéquation avec le but.

Une cohérence voudrait que tous les intervenants se sentent concernés par la dangerosité de la situation et le péril dans lequel se trouve l'enfant, mais le sujet « converti » en objet ne remplit que la tâche pour laquelle il est employé et toute autre considération pourrait le mettre en péril aux yeux de l'institution.

Cependant, les séries télévisées se nourrissent du personnage du travailleur social refusant de s'arrêter en chemin lorsqu'il s'agit de sauver la vie d'un plus vulnérable. Tous les scénarii s'inscrivent dans cette logique du héros qui sacrifie sa vie personnelle, son travail, faute de pouvoir abandonner une personne dont il sait qu'il est le dernier rempart, envers et contre tous. Il enfreint les règles, dépasse les limites, affronte sa hiérarchie et les mises en garde des timorés. Ça se termine généralement bien ; il est réintégré dans ses fonctions, ses proches sont fiers de lui, mais seule sa conscience l'a guidé.

Qu'en est-il de la conscience de chacun face à l'abrutissement programmé des tâches parfois débilitantes qui usent, tant elles empêchent de s'atteler au cœur des difficultés que rencontrent les gens ?

Les récents meurtres sur ces femmes qui avaient sonné à toutes les portes des institutions destinées à leur porter secours démontrent que le concept de *banalisation du mal*, analysé par Hannah Arendt (1963) sur les pratiques des camps de concentration nazis, peut s'appliquer lors-qu'elles ne rencontrent qu'indifférence ou refus de prendre en considé-ration les situations dramatiques qui les menacent. Tous les prétextes, toutes les raisons invoquées pour avoir renvoyé ces femmes aux griffes de leurs bourreaux deviennent entendables au filtre des méthodes employées et admises.

Cependant, chacun a rempli sa tâche : l'état a donné les moyens, des structures ont été mises en œuvre, des salariés ont été embauchés, mais le système fonctionne comme à vide, sans « états d'âme ».

On en fait le constat plus tard, lorsque le malheur est arrivé !

Réchauffement humaniste et froideur climatique

La liberté n'est pas donnée, elle se paie de renoncements et d'avancées, de réflexions et de travail, elle implique toujours le risque de ne pas être en conformité avec ce qu'exige l'esprit rationaliste si éloigné de l'humaine condition sans cesse en questionnement et d'où, au motif de ne pas s'égarer dans des croyances religieuses mal digérées, se perde l'espérance qui transcende tout.

Comment imaginer que l'humain, qui vient au monde dépendant, vulnérable et précaire, puisse s'adapter à un mur de conformisme intolérant et rejetant ?

Comment croire que le lien qui unit les êtres puisse se tracer, s'évaluer, se rigidifier alors que la peur, la solitude et l'abandon animent les êtres perdus dans ces sociétés d'abondance destinées à remplir le vide des existences si éperdues de désirs et non de besoins ?

Une société obsédée par les moyens plutôt que les fins se dirige vers une forme de totalitarisme qui érode la pensée et les meilleures volontés.

Fort récemment, la crise sanitaire a permis de proposer aux lecteurs du journal *Le Monde*, dans son édition du 21 décembre 2020, un article intitulé : *Le tournant émotionnel de la vie intellectuelle*.

Les penseurs de l'intime.

Afin de penser les élans et les blessures de la vie, les émotions et les affects politiques mis en relief par la crise sanitaire et l'extension des mesures sécuritaires, philosophes, écrivains et historiens forgent une nouvelle raison sensible. Dans cet « acte de résistance », il s'agit d'une « volonté d'ouvrir le champ des sensibilités à toutes les disciplines » (Truong, 2020). Ainsi, face à cette menace mondiale présente, mais invisible et malgré l'insistante présence plus anxiogène que rassurante des scientifiques de tous poils, a-t-on redécouvert que notre humaine condition nous plaçait en permanence devant les limites de notre finitude.

Accueillir notre condition de vivants, avec tout ce qu'elle porte d'impermanence et de rencontres avec l'insoupçonné, c'est faire de sa vie une véritable aventure comme le film du cinéaste Claude Lelouch (1972) : *L'aventure, c'est l'aventure !...*

BIBLIOGRAPHIE ET FILMOGRAPHIE

ARENDT H., 1963, *Eichmann à Jérusalem*, Folio/histoire, Gallimard, 2002.

GOMEZ J.-F., 2005, *Handicap, éthique et institution*, Dunod.

LAINE T., 1966-1992, « Droit à la différence. Devoir de tolérance », *Le défi de la folie*, Psychiatrie et politique, éditions Lignes, 2018.

LELOUCH C., 1972, *L'aventure, c'est l'aventure*, Les Films 13, France/Italie.

TRUONG N., 2020, « Le tournant émotionnel de la vie intellectuelle », dans la série Les penseurs de l'intime, 1/10, *Le Monde*, du 21 décembre.

REMEN R. N., 2014, « Au service de la vie », adapté d'une intervention du Dr Rachel Naomi REMEN donnée à la quatrième conférence annuelle de l'IONS, « Cœur ouvert, esprit ouvert » à San Diego, Californie, juillet 1995.

QUAND VIENDRA LA QUALITÉ

Sébastien Joffres[1] & **Valentine Prouvez**[2]

Il y a aujourd'hui vingt ans qu'a été donné aux professionnels, « bénéficiaires », établissements et services de l'action sociale et médico-sociale le « coup de départ » d'un vaste chantier de réforme, nous engageant communément à la poursuite d'un idéal de « qualité ». Le 2 janvier 2002 est en effet promulguée la loi « rénovant l'action sociale et médico-sociale », dite « sur le droit des usagers », laquelle intronise à la fois le respect de la dignité, de l'intégrité, de l'intimité et de la sécurité des personnes comme valeurs fondamentales, et la réalisation de la volonté qu'elles expriment comme visée de l'accompagnement. La loi 2002-2 pose l'exigence d'une considération des personnes accompagnées et de leur entourage en tant qu'actrices et décisionnaires, tant au niveau de la modélisation d'un « projet individuel » que de l'évolution des dispositifs et « prestations » dont elles sont « usagères ».

Au regard des processus de changement que son introduction a directement ou indirectement induits – redéfinition des référentiels professionnels et de formation, réorganisation des dispositifs, création d'instances intermédiaires et émergence de néo-acteurs (évaluateurs, « diagnostiqueurs » et autres « experts »), redéfinition des modalités d'accompagnement – la loi 2002-2 apparaît sans nul doute comme un tournant historique dans le « paysage » de l'action sociale. De l'organi-

[1] Sébastien Joffres est docteur en sociologie et chercheur associé au laboratoire Experice (EA 3971), Université Paris 8 Vincennes/Saint-Denis. Il travaille en tant que cadre pédagogique dans un centre de formation en travail social. Il contribue au collectif éditorial de la revue *Agencements. Recherches et pratiques sociales en expérimentation*, éditée aux éditions du commun.

[2] Valentine Prouvez est docteur en philosophie (spécialité études psychanalytiques - laboratoire CRISES EA 44-24), chargée d'enseignement sur le master de psychanalyse et codirectrice du DU de clinique psychanalytique à l'université Paul Valery (Montpellier), éducatrice spécialisée de formation et a été cadre pédagogique dans un centre de formation au travail social. Elle a récemment assuré la co-direction d'un ouvrage collectif, *Nomades* (éditions des Rues et des Bois, 2021) rassemblant différents témoignages et photographies de squats et de « squatteurs », à Montpellier.

sation des politiques publiques, de la gestion des établissements et services, de l'allocation des moyens, de la conception des « bonnes pratiques » et des parcours permettant de s'y (con ?) former, aucun espace ne semble avoir échappé à la volonté modernisatrice affirmée par le législateur dans le cadre de sa « démarche qualité ».

Parce que ce projet de vaste envergure a appelé un investissement massif de moyens et en premier lieu de moyens humains, dans la mesure où la participation de l'ensemble des professionnels du travail social et du soin a été mobilisée (et l'est aujourd'hui encore !) à la réalisation d'activités extrêmement chronophages (comme le recueil de données, la rédaction de projets, bilans, rapports, justification des pratiques, etc.) plutôt qu'à des activités portant sur le « réel » de l'accompagnement, il paraît humainement essentiel de marquer une pause dans cette course à la qualité, pour considérer ce que (et si) nous y avons effectivement « gagné ».

Or, près de vingt ans après, l'instabilité manifeste des dispositifs – y compris des normes et protocoles ayant pour vocation d'assurer leur « cadrage » – atteste du fait que le chantier dont cette loi a dessiné le projet est aujourd'hui bien loin d'être achevé ; et à considérer les nombreuses « alertes » et témoignages inquiets donnés par les acteurs impliqués bon gré mal gré dans ce mouvement « modernisateur », nous sommes effectivement conduits à remettre en question ce postulat premier, selon lequel la visée théorique et technique de la qualité se traduirait par une concrétisation de celle-ci, dans le « réel » partagé par ceux sur lesquels elle opère – à la fois professionnels et dits « usagers ».

Mais peut-être est-ce dans l'intégration même de la notion de « qualité » comme valeur idéale du travail social que nous devrions situer le nœud d'un problème généralement constaté, qui est que quel que soit le temps où l'on s'attache à en mesurer les effets et indépendamment des efforts réalisés pour atteindre les objectifs fixés, le « ratage », l'insatis-faction, le manque, ne cessent paradoxalement de se manifester au lieu de la qualité. Sur nos « terrains », le temps de la qualité n'est que rarement celui de l'actuel, bien plus souvent celui d'un lendemain qui resterait à construire. Mais si la qualité est usuellement promesse plutôt que « réalité », il n'empêche que la vection qu'elle engage est immédiatement coûteuse. Sans doute n'est-il donc pas inutile de se demander si la « démarche qualité », transposée du secteur industriel au travail social, à l'éducation et au soin, déplacée d'une application aux objets manufac-turés à une application sur le désir, la pensée et la vie des sujets est autre chose qu'une visée chimérique ; sans doute est-il plus essentiel encore de considérer qu'une chimère, qu'un discours que l'institution d'un certain idéal en place d'absolu ne va pas sans effets.

Nous proposons donc d'examiner quelques problèmes concrets visant à interroger les effets de cette « démarche qualité » dans les termes même qu'elle pose, c'est-à-dire précisément en termes de… qualité.

À la source du problème

Nous soutiendrons ici l'hypothèse selon laquelle le problème qui se pose à nous aujourd'hui – précisément celui du « ratage » de la visée éthique supposée déterminer les politiques de réforme des cadres du travail social depuis la loi 2002-2 et de leur vocation à rationaliser les moyens et pratiques – s'inscrit dans la définition même de ce projet.

L'examen des discussions conduites au sénat et à l'assemblée, au cours du processus d'élaboration de la future loi 2002-2, nous permet en effet de repérer une opération de « glissement » conduisant à l'assimilation de deux champs fondamentalement hétérogènes : d'une part, celui de l'« éthique », de l'autre celui de la « qualité ». Plus exactement, cette exigence éthique qui est simultanément présentée comme le point de départ et le mot d'ordre de la loi visant à réformer l'action sociale et médico-sociale va alors être intégrée dans l'affirmation de cet idéal de « qualité », en tant qu'elle lui serait intrinsèquement liée. Rappelons que ce vaste projet de réforme se dessine dans un contexte médiatique marqué par la diffusion d'affaires de maltraitance[3].

Mais affirmer que les objectifs de ce projet de réforme poursuivent uniformément l'intention de protéger, de garantir le respect de l'intégrité et des droits des personnes accompagnées – comme on tend souvent à le faire –, n'est-ce pas là opérer une dangereuse réduction et passer un peu vite sur le fait qu'une très large part des préconisations qui en découlent ne procèdent pas de préoccupations d'ordre éthique, mais bien plutôt de considérations politiques ou économiques ? Que le passage de l'éthique à la qualité embarque une façon bien particulière ce rapport au réel ? Pour interroger les incidences de la démarche qualité dans le « réel » de nos

[3] Dont en particulier l'affaire « Émile Louis » impliquant les dirigeants et salariés d'une association de la ville d'Auxerre dans des actes de barbarie commis sur des enfants de la DDASS durant de nombreuses années.

pratiques, il nous semble donc essentiel de considérer ce qui, porté sous la « bannière » de l'éthique, mais ne se confondant cependant pas avec elle, aurait trouvé à cette occasion la possibilité de se réaliser de façon « déguisée » (échappant par là même à l'attention de ses contradicteurs). À titre d'exemple – et non des moindres –, nous pouvons ainsi nous demander quelles déterminations éthiques animaient les « têtes pensantes » de la « démarche qualité », lorsqu'ils actèrent la proposition de requalifier les personnes accompagnées en tant qu'« usagers » (autre-ment dit consommateurs) et les professionnels du travail social en tant que « prestataires de services ».

Dès lors que l'on « désintrique » ainsi l'éthique du concept de « qualité », on voit que surviennent à notre pensée un nombre considérable de problèmes, précisément d'ordre éthique, dont l'origine est par ailleurs souvent contemporaine de notre entrée dans cette « ère » de la qualité. D'une part, nous ne pouvons que nous interroger sur le sentiment de malaise et de perte de sens exprimé aujourd'hui par de nombreux acteurs du travail social, à l'heure où leur revient continuel-lement l'injonction de « faire leur travail » et de justifier de leurs « bonnes pratiques », en se référant aux « manuels » rédigés pour eux par des spécialistes souvent assez éloignés du « terrain ». Ces réformes se caractérisent ainsi par la volonté de rationaliser ce que sont les choses et comment elles doivent être faites, se déclinant en des éléments de « cadrage », des préconisations et des protocoles d'action de plus en plus lourds et complexes.

Loin d'être de simples textes d'intention, elles instituent tout un réseau de contrôle par le biais de procédures, de tutelles, de bonnes pratiques qui assurent un rapport de pouvoir fort. Elles font exister le travail social à nouveau compte par le fait qu'elles le tiennent, littéralement, dans un maillage fin d'obligations procédurales. Et ce, avec une ambiguïté : les travailleurs sociaux les réalisent quotidiennement pour pouvoir faire ce qu'ils considèrent comme étant leur travail : étonnante apparence du « même », repris dans une terminologie nouvelle et décliné dans un « programme » dépossédant progressivement les principaux acteurs de la conception de leur action (au profit de l'intronisation d'instances intermédiaires d'expertise, de pilotage et de contrôle), redessinant le « réel » de leurs pratiques en une « inquiétante étrangeté ».

D'autre part, nous ne pouvons manquer de nous interroger sur le fait que le changement perpétuel des cadres et des référentiels, le changement

« pour le changement » – indifférent aux effets qu'il produit – serait devenu aujourd'hui un idéal en soi. Continuellement, de nouveaux dispositifs, de nouvelles procédures, de nouveaux protocoles s'imposent aux professionnels et aux établissements, imposant un effort de réorganisation et une charge de travail considérables (le plus souvent à moyens constants), appelés à tomber constamment en désuétude.

Dans notre actualité la plus récente, la réforme des procédures d'évaluation interne et externe des Établissements et services sociaux et médico-sociaux (ESSMS) est à ce titre exemplaire, substituant à celles-ci une procédure dirigée par la seule Haute autorité de la santé, alors même qu'un nombre considérable de ces derniers ne sont pas même parvenus à conduire leur démarche d'évaluation « ancienne mouture » jusqu'à ses conclusions.

Que faudrait-il en conclure quant à la valeur accordée par « l'évaluateur », aux données laborieusement collectées par les acteurs de terrain, lorsque le temps de « refaire » se substitue quasi systématique-ment à celui de l'analyse et de la compréhension dans l'Action ?

Si nulle attention ne semble véritablement être portée aux « conclusions » des évaluations – paradoxalement définies comme principe directeur et même « caution » de ladite « démarche qualité » –, nous comprenons que le « doute » (pour ne pas dire la suspicion) s'instille dans la conscience des acteurs de terrain (parmi lesquels un nombre croissant d'« usagers »), quant aux objectifs « réellement » visés par ces réformes, sous couvert d'éthique.

Des problèmes concrets qui se posent relativement à l'application des préconisations de « bonnes pratiques » et à l'intégration des procédures supposées œuvrer à la qualité, les exemples ne manquent pas. Notre analyse de ces phénomènes doit nous conduire à considérer que ces derniers ne constituent pas des phénomènes isolés, mais bien plutôt des expressions symptomatiques d'un problème de portée générale.

Nous mettrons ainsi ici en évidence le fait que les mouvements décrits précédemment peuvent être tracés du côté des formations sociales en tant que conséquences des réformes de l'action sociale (transformer les formations permet en effet de « fabriquer » des professionnels « en phase »), mais aussi en tant que mouvement parallèle qui trouve sa source dans les transformations des formations professionnelles et universitaires.

Restructurer les métiers et l'usager de la formation

Concrètement, nous repérons que dans les années 2000, une première réforme des diplômes d'État en travail social est elle aussi enclenchée[4]. Elle retranscrit dans la formation la logique instaurée par la loi de 2002, afin de préparer des professionnels adaptés à ces nouvelles exigences. Il ne s'agit pas seulement d'instaurer les nouvelles réalités appelées sur le terrain en ajustant les contenus de la formation : en fait, les contenus énoncés par ces textes restent somme toute peu diserts, ce qui laisse une grande place à leur libre traduction par les différents centres de formation ; mais leur réel tour de force est de poser une nouvelle organisation de la formation en réponse à une nouvelle manière de penser la structure des métiers.

L'exemple le plus caractéristique de cette réforme est la production d'une cascade de référentiels qui tracent une boucle du terrain au terrain, en passant par les centres de formation. Les métiers en acte sont codés en un référentiel de fonctions/activités dont découle un référentiel de compétences, dont découle un référentiel de formation, dont découle un référentiel de certification permettant d'attester du développement des compétences nécessaires à l'exercice des métiers. Par exemple, pour les éducateurs spécialisés, la relation éducative (domaine de compétences 1), cœur historique du métier, se trouve côtoyer le travail partenarial (DC 4) et la communication professionnelle (DC 3).

En termes de contenu, certains aspects nouveaux apparaissent ou sont simplement revalorisés (renforcement du travail partenarial par exemple), ce qui déjà marque politiquement les centres d'intérêt de ceux qui légifèrent le social. Mais en termes de structure, la relation éducative, cœur historique du métier, n'est plus qu'une portion de ce dernier, à égalité avec le reste. Ce qui était auparavant pensé comme une globalité, un métier, une profession, une posture générale, conserve certes par ces textes l'attribution d'un nom unique (tel diplôme d'État, tel métier), mais a

[4] Pour les diplômes d'éducateur spécialisé, éducateur de jeunes enfants, éducateur technique spécialisé et assistant de service social, les années 2000 ont été marquées par la réforme de chacun d'entre eux avec notamment leur définition sous la forme de référentiels de compétences. Un nouveau travail de réforme s'est fait en 2018 avec le passage en grade de licence, signant une universitarisation des formations, sans changer fondamentalement l'organisation posée par les référentiels. En 2020, chacun des diplômes a été découpé en blocs de compétences afin de répondre aux exigences envers la formation professionnelle.

cependant pris la forme d'un « puzzle » qui pourrait valoir tout autant pris par chacune de ses pièces, dans une logique de compétences.

Les référentiels relèvent du même mouvement que celui qui produit l'artificialité des laboratoires. Ils formalisent le réel en unités prétendues mesurables et ordonnent les conditions de leur réalisation dans un milieu à l'écart de la « vie ». Les référentiels extraient le métier du terrain pour le coder dans un environnement à part – le centre de formation – et le lui restituer conforme à la pensée politique, qui nécessairement conçoit le codage qui entraîne la transformation : le *process* rationalise ainsi le métier. La vie professionnelle n'est plus simplement décrite par une définition générale du métier ou du travail social (ou bien une liste vague d'intitulés à traiter), mais elle est mise en matrice, et à cette matrice sont associés d'autres éléments comptables (durées, conditions, organisation) qui indiquent comment la formation doit être réalisée. Ainsi, la réforme fait système. Un système suffisamment contraignant pour transformer la structure du fonctionnement de la formation à l'échelle des instituts.

Par ailleurs, le passage à la compétence comme langage permettant de formuler les métiers prétend renforcer la dimension professionnalisante de la formation et donc sa qualité à double titre : pour l'apprenant qui aura alors une formation en adéquation avec le terrain, pour le futur usager qui aura un professionnel compétent face à lui pour lui prodiguer un accompagnement de qualité. Dans la logique de ce mouvement des compétences, il ne s'agit plus d'aligner des listes de savoirs à inclure dans les formations, mais de proposer une « vraie » logique formative qui articulerait les savoirs, les savoir-faire et les savoir-être de manière à produire les compétences réelles de métiers précédemment indicibles, « enfin » (!) mis en mots.

Elle peut donc se parer de l'aura d'une pédagogie bien pensée, « fabriquant » des professionnels compétents. En miroir de la « fabrique » du respect de l'intégrité, de la dignité et des droits enfin permise par la constitution de « guides » (entendus au sens littéral) de bonnes pratiques, la « fabrique » de « bons » professionnels enfin permise par la « mise à l'équerre » (la normalisation et la rationalisation) des cadres de la formation en travail social : comment s'opposer à des telles ambitions ?

À travers cette mise en référentiels du métier, il apparaît aussi une préoccupation pour les trajectoires individuelles en formation. En réponse à la nécessité de la VAE dans tous les parcours, cette formalisation du métier rend possible la validation par « bout » des professions concernées. Là où l'action sociale entérine la figure de l'individu usager comme centre de gravité avec la loi de 2002, les réformes des diplômes ouvrent la formalisation de la formation et des diplômes en tant que biens à acquérir par divers biais par un usager des dispositifs de formation. Depuis, le formalisme des diplômes s'est renforcé et complexifié, dans un durcissement de contraintes prétendant permettre l'obtention d'une certaine « qualité » de la formation tant sur le plan du contenu que du niveau. En 2011, les diplômes ont dû s'inscrire dans la logique universitaire des crédits de formation (ECTS) pour s'inscrire dans l'espace européen universitaire dont l'enjeu est l'équivalence des diplômes. Cette volonté d'équivalence doit permettre de porter un espace commun formatif et donc un marché commun de la formation et un marché commun du travail. En 2018, une nouvelle réforme des diplômes a réaffirmé cette volonté. Pour terminer, les derniers éléments en date concernent la nouvelle description formelle du métier, proche de l'ancienne, en 8 blocs de compétences, dans le cadre de la réforme de la formation professionnelle, ainsi que l'injonction qui l'accompagne. À terme, les dispositifs de formation devront s'acheter à l'unité dans le cadre des projets en formation professionnelle d'individu-clients.

À l'échelle de la formation, notre hypothèse est que ces textes ne valent pas tant pour les définitions qu'ils donnent des métiers, du pédagogique et des contenus de formation si l'on ne les attrape que du côté des contenus écrits. Ce qu'ils entraînent est plutôt *une nouvelle structuration des métiers* et de ce qu'est la formation est en miroir, de ce qu'est un apprenant qui se voit muté en usager des centres de formation (et auquel on doit désormais adresser des questionnaires de satisfaction dans le cadre de la démarche qualité), qui sera en mesure de construire individuellement sa propre trajectoire professionnelle.

Et il faut noter que cette structuration répond à une logique formelle : elle n'est pas conçue en rapport aux pratiques concrètes de ceux qui font la formation, mais pour faire système avec un ensemble de contraintes elles-mêmes pensées par d'autres textes dans une logique administrative.

D'un nouvel ordre de réalité…

Une erreur serait de croire que ces changements légaux ne sont qu'une question de changements de contraintes, éléments inhérents à la vie. Et s'ils ne sont pas en mesure d'une part d'épuiser le réel, d'autre part, de le faire advenir parfaitement selon leurs mots, il n'empêche qu'ils instituent le nouveau milieu dans lequel la réalité doit se produire, milieu qui se durcit au fur et à mesure que les différents acteurs les réalisent. Par leurs contraintes organisationnelles et procédurales, ces textes appellent à une forte emphase procédurale, au risque d'y perdre une capacité de réflexion collective sur le sens de ce qui est fait.

Les centres de formation en travail social, par exemple, se trouvent de plus en plus souvent marqués par le développement d'une logique d'« usine » ; dans celle-ci, ce qui prévaut de plus en plus est l'organisationnel, plus que le sens global de la formation : « placer » les cours sur l'année, répartir les heures entre modules, créer des intitulés, avant même que l'on en connaisse le sens et le contenu. On pense « organisation », « quantitatif », « trame temporelle objective » avant de penser vécu. Être formateur ou « cadre pédagogique » (suivant le référentiel de la convention 66) est de moins en moins une question de transmission de la « globalité » que constitue un métier (par le biais d'une posture, d'une pratique ou de savoirs mobilisables), et de plus en plus souvent une question d'expertise s'appliquant à l'organisation du dispositif selon les contraintes imposées par les textes de loi, que les centres de formation doivent être en capacité de traduire « en local ». La primauté de l'organisation ordonne le plus souvent en attribuant au formateur une spécialisation et un « pré carré » dont il doit pouvoir être l'ingénieur, activité qu'il exerce, comme indiqué précédemment, toujours après le passage d'une logique organisationnelle et en réponse aux attentes de celle-ci.

À différents niveaux, nous pouvons ainsi percevoir que les réformes qui se succèdent depuis les années 2000 et jusqu'à aujourd'hui ne se déduisent pas de la réalité « concrète » des « terrains », mais qu'elles tendent au contraire à leur substituer un nouvel ordre, c'est-à-dire qu'elles instituent et font exister leur propre « réalité », et jusqu'à la matérialité de ce (et de ceux) au « bénéfice » desquels elles prétendent s'appliquer. Sous la figure de l'usager ou du client, par exemple, ceux qui se voient intronisés « au centre du dispositif » – tout autant les futurs professionnels en formation que les personnes accompagnées dans les établissements et services du social et du médico-social – apparaissent bien en effet les premiers « réformés », dans la mesure où leur assignation au statut « d'objet » de soins ou de prestations – fussent-ils de « qualité » – ne peut avoir pour point de départ qu'une mise à l'écart de leur… subjectivité. Le recueil de parole au temps de l'élaboration du « projet » d'accompagnement ou de formation, et de la mesure du degré de leur « satisfaction » par différents protocoles, ne produit que l'illusion d'un crédit accordé aux valeurs et revendications subjectives. Loin de favoriser la prise en considération de celles-ci par l'infléchissement des normes qui définissent les pratiques, la démultiplication des protocoles et des préconisations de bonnes pratiques tendent au contraire à rigidifier les dispositifs et à les rendre hermétiques à ces expressions singulières. En matière de considération des valeurs et des revendications se présentant comme « dissonantes » ou conflictuelles au regard des normes définies par les référentiels, notre époque ne semble donc pas se démarquer par sa plus grande tolérance, mais certainement par son hypocrisie, pour ne pas dire par son cynisme.

Or, pour sourds qu'y soient les dispositifs, cette parole subjective – et donc par nature désirante, polémique, réfractaire à l'ordre de l'existant – ne cesse cependant de se manifester par le « bruit » qu'elle produit : la dissonance, les « ratages », les écarts entre les faits et leur prédiction. Le « lendemain-qualité » n'arrive jamais, car aujourd'hui se rate continuellement. À ces ruptures (une information qui ne passe pas, une consigne qui n'atteint pas sa cible, un changement d'organisation), ces absences (d'étudiants, de motivation, de réflexions, d'échanges), ces « pas assez » (de contenus, de préparation), la plainte est une réaction récurrente, marque de ceux qui ne se sentent pas responsables d'agir, mais dans le droit de recevoir. En face, celui qui est responsable du fait du jeu des places organisées, se sentira dans l'obligation de réparer, de remplacer, de combler, en bref, de répondre du/au raté. Les ratages appellent un jeu de questions-réponses dans lequel on peine à décoller de l'ordre instauré par les référentiels, où l'on rebouche perpétuellement ce qui est en manque.

Mais – et ce « mais » est de taille –, de notre constatation quotidienne de ces « ratages » qui ne cessent de troubler le cours de nos « plans » et « déroulés », de gripper ou de dérailler nos « machineries » (pourtant soigneusement huilées, suivant les préconisations des référentiels et décrets), ne pourrions-nous nous réjouir plutôt que nous désoler ? Ne pourrions-nous interpréter ces derniers comme manifestation du sujet, de la vie, par-delà (et contre) toutes ces tentatives pour le museler, le (con) former et peut être surtout le contenter ? Il n'est en effet pas totalement absurde d'interpréter cette « grogne » contre l'institution, cette résistance contre tout accompagnement, toute formation ou tout « service » – et à plus forte raison dans la mesure où ceux-ci se mettraient à croire et à revêtir leurs discours du « mythe » de la qualité – comme indicateur même de... vie, de désir, et donc si l'on veut de « santé » ?

Nos réflexions nous conduisent ainsi à suggérer cette idée, qu'*une éthique se soutenant de la valeur de ce ratage* serait en soi plus respectueuse du désir, de l'intégrité et des droits des personnes accompagnées ou formées (en d'autres termes des horizons promis par la loi 2002-2), qu'une éthique de la qualité. Le ratage deviendrait ainsi un évènement permettant de mettre au travail ce qui réunit.

La démarche qualité invite à regarder vers le passé pour chercher des responsables et des causes, à combler l'existant dans le présent, pour un hasardeux lendemain, le tout dans un mouvement où le contexte est fixé à l'avance. La démarche qualité fait croire à une amélioration continuelle, au prix d'un terrain de jeu fixé d'avance et qui ne bougera pas. À l'inverse, cette éthique du ratage travaille dans l'instant à partir de ce qui nous est donné, plutôt qu'à chercher des causes à réparer. Elle consiste à utiliser les à-coups du quotidien comme autant d'évènements pour explorer et travailler le rapport à soi, aux autres, à l'environnement dans une perspective formative et de mise au travail du dispositif.

BIBLIOGRAPHIE

LOI, n°2002-2 du 2 janvier 2002 rénovant l'action sociale et médico-sociale.

REFONDER UNE ÉTHIQUE DE NOS MÉTIERS

Jean-Luc Marchal[1]

« L'éthique, c'est l'esthétique du dedans » (Pierre Reverdy, 1989).

« On évalue selon des critères normatifs rigides, des cadres, des structures, des infrastructures en omettant de prendre en compte un facteur pourtant essentiel : la vie elle-même ! » (Michel Brioul, 2008).

Que de constats et d'ouvrages se sont succédés, observant et analysant l'évolution, la transformation et les bouleversements rencontrés par les différents métiers des secteurs sociaux et médico-sociaux.

En effet, depuis plus d'une vingtaine d'années, les responsables des politiques publiques enchaînent les lois « refondatrices du secteur » et les réformes « nécessaires » dit-on...

Accordons aux bonnes intentions le bénéfice du doute et posons là qu'il s'agisse, dans un premier temps, d'une réelle volonté de structurer et d'organiser des secteurs d'activité dont l'action et l'objet peuvent parfois sembler un peu flous à la pensée commune.

Cependant, lesdites réformes, imposées de manière continue, ont fini par impacter le fonctionnement des établissements et des services, jusqu'au travail de terrain des acteurs. Le plus souvent, il s'est agi pour les institutions d'un changement culturel profond, quasi anthropologique. Et au-delà de ces bouleversements, nous pouvons aujourd'hui parler d'une perte de sens des professionnels qui mène à un abandon progressif et à une

[1] Éducateur Spécialisé avec une formation initiale d'AMP, puis formateur avec un cursus universitaire de sociologie et de philosophie/spécialité psychanalyse. A collaboré à plusieurs ouvrages, dont *La démarche qualité dans le champ médico-social* (Érès 2010) ; *Chroniques médico-sociales. Accompagner au quotidien dans une institution en mutation* (Presses de l'EHESP, 2014) ; *Penser la formation en travail social* (Champ Social, 2021). Écrit régulièrement dans des revues professionnelles (*VST, Lien Social, Le Sociographe, Les Cahiers de l'Actif*). Membre du comité de rédaction de la revue *VST*.

désaffection constatée vis-à-vis de nos différents métiers (Lien social, 2023)[2].

Je ne reviendrai pas en détail sur une histoire de nos professions essentielle à s'approprier ni à un contexte politico-économique néo-libéral portant la volonté assumée de détricoter petit à petit tout ce qui est de l'ordre du commun et du lien interhumain.

Il faudra cependant dans un premier temps à nouveau évoquer ces questions, car vouloir aborder cette problématique du côté de l'éthique et des valeurs nécessite de montrer combien tous ces éléments sont liés entre eux, et dépendent les uns des autres…

Un état des lieux non exhaustif

La période des années 70 et 80 a été marquée en occident par le triomphe d'une politique que l'on a qualifiée à la fois de « conservatrice » et de « néolibérale » (Marchal, 2018). C'est à cette époque que Ronald Reagan et Margaret Thatcher vont mettre en place ce que certains appellent « le grand tournant » (Dardot & Laval, 2010).

Les penseurs de cette nouvelle doxa expliquent qu'il faut laisser totalement libres les acteurs privés, et que si, jusqu'alors, la concurrence entre entreprises ou pays devait être encadrée par des règles communes de façon à éviter les abus, dorénavant le credo sera, entre autres, la déréglementation généralisée et la concurrence érigée en règle suprême. Les fondements idéologiques de ce modèle prônent une valorisation et un soutien substantiel du secteur privé et lucratif par rapport au secteur public, une réduction de l'État à un rôle de « maintien de l'ordre », une privatisation et une libéralisation de tous les secteurs d'activité, une mise en concurrence généralisée de tous les acteurs économiques et sociaux, une dérégulation globale et une financiarisation totale de l'ensemble des échanges commerciaux. Il est important d'insister sur le fait qu'il s'est agi de créer un marché unique des capitaux, avec la libération complète des

[2] « En comptabilisant tous les vœux et sous-vœux confirmés, par les élèves de Termi-nale, jusqu'au 8 avril 2022, les écoles d'éducateurs spécialisés n'ont été cochées, sur le site Parcoursup, que 8 851 fois cette année. C'est presque 38 % de moins qu'en 2020 (et cette décrue semble toucher l'ensemble des métiers du secteur) », Le média social, 18 mai 2022, « formations éducatif social médico-social », supplément au n° 1338 de Lien Social (du 25 avril au 8 mai 2023).

changes, la privatisation du secteur bancaire, le décloisonnement des marchés financiers, ou encore la création de la monnaie unique européenne. Ces gouvernements sont aussi intervenus sur la propriété publique des entreprises, le système fiscal progressif, la protection sociale et l'encadrement du secteur privé réglementé, dont celui des associations intervenant dans les secteurs sociaux et médico-sociaux.

Nos branches d'activité n'ont pas échappé à cette « grande transformation » (Polanyi, 1983), et nombre de lois et de réformes successives ont finalement impacté les associations et les différentes institutions. De turbulence en déstabilisation, beaucoup de professionnels ont fini par perdre le sens de leur mission et de leur travail au plus près des person-nes, pendant que nos secteurs étaient petit à petit envahis par certains acteurs du domaine privé (Hemmerich & Méténier, 2023)[3].

De l'importance de l'histoire... Des histoires, et du récit

L'être humain a besoin d'histoires, de raconter et d'écouter des histoires. Pour savoir se situer dans le monde, pour se construire, évoluer, exister, il lui faut pouvoir imaginer un récit. D'un passé, bien souvent transformé et reconstruit, à des chroniques, singulières ou collectives, qui puisse le porter en avant dans un monde dont il ne peut qu'interpréter les représentations sociales qui s'imposent à lui.

Il nous faut donc nous appuyer sur des faits, des écrits et des éléments concrets donnant lieu malgré tout à hypothèses et interprétations.

En ce qui concerne nos secteurs d'activité, il ne devrait évidemment pas s'agir de choix idéologiques, mais de la mise en lumière des valeurs humanistes dont nous sommes porteurs.

L'un des principaux effets de la connaissance du passé et du récit que l'on en fait est d'abord de créer du collectif en racontant une histoire commune qui aide à souder le groupe. C'est pourquoi, quelle que soit la formation spécifique des professionnels, ou le thème de l'enseignement, ce dernier devrait toujours comporter une perspective historique, sous forme

[3] « En trente ans, le Groupe SOS s'est imposé comme la figure majeure de l'entrepreneuriat social en France. Avec des méthodes inspirées du privé, il dévore de nombreuses structures dans les champs de l'exclusion, de la protection de l'enfance ou des résidences pour personnes âgées. Proche du pouvoir, son patron Jean-Marc Borello s'érige en modèle et inquiète le monde associatif ».

de rappel permettant de replacer les concepts abordés dans un cadre temporel en changement et en devenir permanent. La prise de conscience de l'évolution des représentations au fil des époques, et le fait que rien de ce que nous connaissons et vivons aujourd'hui ne vienne *ex nihilo* est fondamental dans le processus de formation.

La façon de chacun de décliner le récit, en toute subjectivité, tout comme l'art du conteur dans la tradition orale, est également essentielle, tant pour créer et consolider un sentiment d'appartenance au groupe que pour créer du désir… Et peut-être aussi un peu de rêve, indispensable au maintien de l'équilibre psychique des professionnels.

Le formateur n'est ici qu'un passeur : c'est là tout le travail de transmission d'une histoire commune qui, espérons-le, fait émerger le désir de continuer à défricher des chemins déjà ouverts. Il s'agit d'un passage de relais aux nouvelles générations de travailleurs sociaux en transmettant les valeurs humaines partagées et une morale, une éthique qui va aider à donner du sens.

Éthique, vous avez dit éthique ?

C'est, « en philosophie, la science qui traite des principes régulateurs de l'action et de la conduite morale »[4].

Dans nos secteurs d'activité, les intervenants, quel que soit leur statut et quelles qu'aient été leurs formations, sont amenés à accompagner des personnes fragiles et vulnérables : valeurs morales et éthiques sont donc bien là à l'œuvre.

Pour rappel, l'une des raisons (parmi beaucoup d'autres) qui contribuèrent à la mise en place de la loi de 2002-2 fut la publication, dans les années 90, d'un « livre blanc » à l'attention des élus de la République et des responsables politiques, sur la maltraitance dans les établissements et services, depuis le secteur de la protection de l'enfance jusqu'à celui des personnes âgées dépendantes en passant par celui du handicap. Depuis, le concept d'éthique revient de façon récurrente et fait aujourd'hui partie intégrante des processus de « Démarches Qualités » (Gallut & Qribi, 2010) mis en place dans l'ensemble de nos secteurs d'activité. L'éthique est donc devenue en elle-même l'un des éléments « comptables » de

[4] Définition de « éthique », Centre national de ressources textuelles et lexicales (CNRTL).

l'évaluation et l'un des principes de base du référentiel « des bonnes pratiques » (HAS, 2022), qui sert d'outil cardinal au diagnostic qualité, ainsi qu'à une grande partie des professionnels.

S'agit-il de convoquer un principe éthique ? Interrogeons-nous alors aussi sur cette obligation d'évaluation systématique !

En effet, peut-on réellement mesurer, pour les individus comme pour les institutions, les processus conscients et inconscients qui les animent ? Et, par conséquent, quelle validité peut-on accorder à l'évaluation ?

Je verrais plutôt là une volonté de réification d'un processus qui par essence ne cesse de changer, de se transformer, de s'échapper. Et ce avec tous les effets pervers qui peuvent accompagner cette démarche.

C'est ce que souligne Michel Brioul : « Toute opinion structurée conduit à l'adoption inconsciente des attitudes qui la confirment [...]. C'est en cela que l'évaluation peut avoir des effets pernicieux : en confortant les résultats qu'elle aura elle-même produits, elle risque de [...] tendre vers des certitudes là où le doute serait plus propice au développement de la qualité » (2008, p. 39).

La logique de l'évaluation systématique implique la création de normes simultanément à l'élaboration de référentiels : « Les normes deviennent ainsi le cheval de Troie par lequel les logiques et les exigences du marché parviennent progressivement à contourner ou à atténuer les contraintes de la loi en général, des lois sociales en particulier » (Gori, 2013, p. 28).

La norme devient alors un élément essentiel qui se substitue à la loi. Elle s'impose en tant que cadre rigide nonobstant les différences, les particularités, les variations ou les désirs divergents, et ne tire sa force que de l'interprétation qu'en font les acteurs. Ces derniers étant également bien souvent ceux qui mettent en place les « nouvelles politiques publiques » et les cadres normatifs (référentiels et autres) qui s'imposent dans les textes législatifs.

La boucle est alors quasiment bouclée puisque la loi va imposer des évaluations régulières afin de vérifier que les normes sont bien mises en place et parfaitement respectées. C'est également à cet endroit de notre réflexion que vient s'inscrire la notion d'imposture, tant pour ceux qui, arguant de la résistance au changement ou du conformisme des professionnels, tirent profil des règles et des procédures mises en place, que des acteurs de terrain, obligés de se soumettre le plus souvent à des normes fort éloignées, voire même parfois opposées à leurs pratiques quotidiennes qui finissent par leur faire perdre le sens de leur travail. En illustration, voici l'exemple de cet éducateur spécialisé qui présenta, comme « écrit professionnel », validé par son terrain d'appren-tissage, le compte-rendu de réunion d'un groupe de travail autour de la création d'un comité d'éthique, commande faite par la direction de l'établissement.

Nous dépliâmes ensemble les divers aspects de cet écrit, ce qui nous permit d'en mettre à jour les incohérences. Tout d'abord, il entama seul au départ et pour satisfaire à la « commande » une recherche autour de l'éthique, fort enrichissante pour lui, mais peu partagée. Par la suite, il s'attela à réunir quelques collègues afin de commencer à écrire une charte.

Ce comité, toujours non officiel à ce jour, devrait comporter en son sein des représentants du personnel, des personnes accueillies et des représentants de la direction…

La conclusion s'imposa d'elle-même : pour l'instant, et paradoxalement, ce travail de création d'un « comité d'éthique » n'avait jusqu'à ce jour rien d'éthique dans son élaboration… puisque les personnes accueillies (entre autres !), les plus concernées, n'étaient même pas au courant de cette démarche.

Cette réflexion, présentée comme un travail quasiment abouti, soulevait les contradictions inhérentes à ce genre de projet. Elle lui permit de prendre conscience de la nécessité de la mise en œuvre d'une méthodologie elle-même construite dans une volonté de partage de valeurs et d'implication des différents acteurs du projet, c'est-à-dire dans une démarche ancrée dans le réel et partagée sur le terrain.

Revenir aux fondamentaux peut-être…

Comme l'écrit Roland Gori dans son dernier ouvrage (2023, p. 10), « Les réformateurs du néolibéralisme n'ont pas procédé autrement que les colonisateurs avec les professionnels du soin, de la recherche, de l'éducation, de l'information, de la culture, de la justice et du travail social. Dans une "stratégie du choc"[5], ils ont détruit les cadres professionnels éthiques et méthodologiques des métiers, dont ils n'avaient pas la pratique, pour imposer leur novlangue managériale ».

---

[5] Klein Naomi, *La stratégie du choc. La montée d'un capitalisme du désastre*, Leméac/Actes sud, 2008.

Il devient donc nécessaire de reconstruire un cadre professionnel au sein duquel puisse se refonder une nouvelle éthique. Nous pourrions envisager celle-ci en tant que « juste posture »[6], c'est-à-dire comme démarche de veille, notamment vis-à-vis de ceux qui, entre autres, font preuve de dévoiement des valeurs humaines qui doivent nous guider.

Et afin de travailler en ce sens, certainement serait-il judicieux de se retourner vers les éléments fondamentaux de notre action ?

Par exemple, par le maintien et l'approfondissement tout au long du temps professionnel, d'un travail « sur soi » dans l'approche de l'autre. Ou encore une réflexion critique et sérieuse sur les injonctions rationa-listes et gestionnaires, ainsi que l'adoption d'une posture qui ne soit pas uniquement défensive.

Afin de maintenir la vision humaniste qui nous anime, il faudra savoir protéger le temps mesuré de la pensée, de l'observation, de la compréhension, de l'empathie, de l'analyse et de la réflexion dans l'approche de l'autre. Nous devrons sauvegarder le maintien de ce travail d'élaboration dans les espaces interstitiels ou transitionnels, comme dans tous les lieux où peuvent se construire les médiations à la relation.

N'oublions pas, que, depuis la fin de la Deuxième Guerre mondiale, de nombreux praticiens et théoriciens, avaient commencé, au sein des mouvements dits de « psychothérapie et de pédagogie institutionnelle », à élaborer, au sein des hôpitaux psychiatriques, puis plus largement, une nouvelle façon de travailler « avec », et non plus seulement « auprès » des patients.

Une approche emprunte de valeurs philanthropiques de partage et de participation, de responsabilisation, de reconnaissance de la valeur de l'autre, basée sur une réflexion et une redéfinition de l'accueil, de la rencontre, préalable obligé à un travail relationnel de qualité, sur l'observation attentive, l'écoute et un travail clinique de chaque instant.

De la clinique à l'être soi et au savoir-être

La clinique, un mot aujourd'hui quasi tabou dans la novlangue managériale, nous ramène étymologiquement au *kliné* grec qui signifie « le

[6] Si tant est que nous puissions parler de « juste posture »... Tout comme de « juste distance ».

lit ». C'est de là que vient l'art de la *techné cliniké* des premiers médecins grecs, et notamment Hippocrate, qui se penchent et « s'incli-nent » vers le malade, ce qui suppose une certaine humilité puisque l'intervenant doit se « mettre à la hauteur » et « aller à la rencontre du patient ».

Toute l'évolution humaniste de nos secteurs d'activité s'est jusqu'à maintenant fondée sur la clinique, c'est-à-dire l'observation et la reconnaissance de l'autre dans une relation subjective tout autant que créative. Mais rester au plus proche de la personne, c'est aussi revenir à soi et apprendre à se connaître. Le travail de mise en relation avec l'autre résonne souvent avec sa propre histoire, ses forces et ses faiblesses.

Il s'agit d'apprendre de l'autre et de soi pour être le plus authentique pendant l'accompagnement et dans la relation. C'est cette étape essentielle qui va permettre d'acquérir la posture professionnelle et l'apprentissage du savoir-être.

C'est pourquoi, pour faire lien avec les fondamentaux, il nous faut protéger et privilégier les lieux de parole et d'échange, face au développement progressif du seul rapport au langage informatique des machines, qui nous assujettissent dans un processus de domination des langues vernaculaires.

De la même façon, les lieux de parole et d'échange, où priment l'oralité et le récit, mais où peuvent également s'exprimer les rêves et les créations de toute sorte, y compris poétiques, sont essentiels, tout comme le travail de groupe. C'est l'espace où doit être privilégié l'échange et l'apprentissage dans la reconnaissance de l'altérité et du collectif, afin de pouvoir poser comme primordiale l'idée de coopération plutôt que celle de compétition.

Conclusion

Au fil de cet écrit, nous avons pu constater combien tous ces différents éléments sont imbriqués et dépendants les uns des autres. Les moyens législatifs mis en place au fur et à mesure répondant au cadre idéologique posé, nous constatons combien, à tous les niveaux, les professionnels sont soumis à un antagonisme fondamental entre les éléments constitutifs de l'évolution de ces secteurs d'activité et le cadre néolibéral et ses injonctions imposées.

À ce stade, pouvons-nous imaginer dépasser ces antagonismes ? Peut-être, à condition de ne rien lâcher de la clinique et des fonda-mentaux qui puissent soutenir la refondation d'une éthique de notre action. Le travail social est d'abord un engagement. L'engagement d'humains auprès d'autres humains, le plus souvent vulnérables et dépendants.

Et ce ne sera qu'à partir de cet humus pétri d'humanité que pourront se développer l'éthique et les valeurs fondatrices pour les futures générations de travailleurs sociaux…

À l'instar de Freud, nous pensons qu'il n'y aura point de société idéale, mais que nous pouvons toujours œuvrer, à notre niveau à un monde où des sujets un tant soit peu responsables et autonomes maintiendraient et travailleraient des liens de reconnaissance, de coexistence et de respect mutuel, c'est-à-dire un monde où l'autre, même différent, pourrait exister en tant qu'être reconnu dans sa complète humanité.

Idéal auquel, peut-être est-il encore utile de le rappeler, la grande majorité des professionnels reste attachée !

BIBLIOGRAPHIE

BRIOUL M. 2008, *« L'évaluation clinique en institution »,* Collection « TERRAINS Santé Social », Rennes, Presses de l'EHESP.

DARDOT, P. & LAVAL C. 2010, *« La nouvelle raison du monde – Essai sur la société néolibérale »,* Paris, La Découverte/Poche.

GALLUT X. & QRIBI A. 2010, *« La démarche qualité dans le champ médico-social – Analyses critiques, perspectives éthiques et pratiques »,* Collection L'éducation spécialisée au quotidien, Toulouse, Érès.

GORI R. 2013, *« La fabrique des imposteurs »,* Paris, Les Liens qui libèrent.

GORI R. 2023, *« La fabrique de nos servitudes »,* Paris, Les Liens qui Libèrent.

H.A.S. 2022, *« Recommandations de bonnes pratiques professionnelles pour le secteur social et médico-social »* :
https://www.has-sante.fr/jcms/p_3229902/fr/recommandations-de-bonnes-pratiques-professionnelles-pour-le-secteur-social-et-medico-social

HEMMERICH M. & METENIER C. 2023, « Les bonnes affaires de l'économie sociale et solidaire, Groupe SOS, l'ogre qui dévore le monde associatif », *Le Monde diplomatique.*

KLEIN N. 2008, *La stratégie du choc. La montée d'un capitalisme du désastre,* Leméac/Actes sud.

Le Média social. 2022, « Formations éducatif social médico-social », supplément au n° 1338 de *Lien social* (du 25 avril au 8 mai 2023).

MARCHAL J.-L. 2018, « Question sociale et précariat. Histoire et contextualisation d'un processus de précarisation », L'arroseur arrosé. Quand le travail social souffre de précarité, *Le Sociographe*, n° 64, Nîmes, Champ Social Éditions.

POLANYI K. 1983, *La grande transformation. Aux origines politiques et économiques de notre temps*, Paris, *Tel* Gallimard, 1e édition.

REVERDY P. 1989, *Le livre de mon bord. Notes 1930-1936 suivi de fragments inédits*, Paris, Mercure de France, nouvelle édition revue d'après les corrections de l'auteur et suivie de Fragments inédits, 1989.

SOUFFRANCE ET ACCUSATIONS CROISÉES DANS LE TRAVAIL EN INSTITUT MÉDICO-ÉDUCATIF

Patricio Nusshold[1], **Nafissa Bensedira**[2] & **Aurélien Appéré**[3]

Introduction et contexte des démarches

Les éléments cliniques apportés dans ce chapitre se basent sur deux recherches cliniques distinctes menées par trois psychologues cliniciens du travail au sein de deux Instituts médico-éducatifs (IME)[4] d'une même association. Dans ces deux cas, la demande émane du service de santé au travail (Nusshold, 2019). Nous ne différencierons pas ces deux terrains en raison de la convergence des signes cliniques repérés, des situations cliniques qui tendent malheureusement à se « banaliser » dans le secteur médico-social.

La mise en accusation de la directrice pour harcèlement fut le point de départ des deux enquêtes. Les discussions plus approfondies avec la médecine du travail mettent en évidence des conflits entre collègues et une augmentation de conduites agressives et « de nombreux sales coups entre salariés » : dissimulation de dossiers de jeunes, vol de matériel essentiel pour mener à bien une activité, sabotage des activités du collègue, rayures sur des voitures de collègues... Le médecin fait état d'une augmentation

[1] Patricio Nusshold, Psychologue, maître de Conférences en psychologie et psychopathologie cliniques à l'Université Paul Valéry-Montpellier 3. Laboratoire Epsylon, EA 4556. Patricio.nusshold@univ-montp3.fr.

[2] Nafissa Bensedira, Psychologue clinicienne du travail/psychodynamicienne du travail (IPDT – ASTI). Membre de l'association de psychopathologie et psychodynamique du travail. nafissa.bensedira@ast-i.org.

[3] Aurélien Appéré, Psychologue clinicien du travail.

[4] Les instituts médico-éducatifs (IME) sont des établissements qui accueillent des enfants et adolescents atteints de handicap mental présentant une déficience intellectuelle liée à des troubles neuropsychiatriques : troubles de la personnalité, moteurs et sensoriels, de la communication, entre autres.

des consultations à la demande des salariés en souffrance et de nombreux départs – souvent « pour inaptitude » – y compris de plusieurs dirigeants : 17 départs en 10 ans pour l'un des deux IME.

Un premier travail d'analyse de la demande s'engage par le biais de rencontres avec les principaux acteurs concernés (direction générale, ressources humaines, inspection du travail, élus du personnel, syndicats) ce qui nous permet de voir se dessiner le schéma d'une logique clanique (les « pro-directrice » face aux « contre ») dans une organisation en pleine mutation depuis plusieurs années en rapport direct avec les politiques publiques. Comment comprendre le lien entre ces conflits et l'activité ?

C'est à partir de l'analyse de la demande avec ces différents acteurs qu'il nous semble nécessaire et opportun de créer les conditions d'une mise en discussion du travail réel et du lien entre ce travail et les stratégies de défense collectives.

Le travail relaté a été mené en s'inspirant des principes méthodologiques de l'enquête en psychodynamique du travail (Dejours, [1980] 2008). Deux groupes de volontaires se sont formés, à différents mo-ments : une enquête a eu lieu en 2019 et une autre en 2020 dans deux villes distinctes. Selon l'établissement, les groupes étaient composés d'éducateurs, de psychologues cliniciens, de moniteurs-éducateurs, d'éducateurs spécialisés, de gouvernants, de responsables logistique et transport et/ou d'accompagnants éducatif et social. Ces derniers se sont réunis cinq fois à intervalle d'un mois sur quatre demi-journées de travail et une journée entière de restitution d'un rapport écrit.

Nous nous concentrerons dans cet écrit sur les éléments saillants de l'organisation du travail et introduirons, à la fin de notre propos, des pistes pour penser le lien entre les stratégies de défenses[5] et le travail réel[6] dans

---

[5] La Psychodynamique du Travail a démontré que pour s'adapter à des organisations de travail, les travailleurs mettent en place des stratégies de défense, coûteuses et inconscientes. Les contraintes deviennent difficiles à analyser et à exprimer pour le sujet, car justement le but des défenses est d'en couper la perception, d'anesthésier la pensée pour éviter de percevoir : l'irrationalité de sa situation, les contradictions de son travail avec ses propres valeurs, une situation d'échec, la peur… Les stratégies collectives de défense, construites dans une communauté de travail, fédèrent les efforts de tous pour se protéger des effets déstabilisateurs pour chacun de la confrontation à des risques qui sont, pour une part, les mêmes pour tous les membres du collectif de travail.

[6] Ce qu'ont démontré les ergonomes, c'est qu'il existe un écart irréductible entre le travail

ces établissements. Ces recherches ont démontré que l'émergence et la banalisation de la violence sont les conséquences de la dégradation du travail. Comme le travail, qui permet la conjuration de la violence (Dejours, 2019), est attaqué, il ne remplit plus son office.

D'une logique éducative à une logique gestionnaire

Au démarrage des réunions, les participants nous décrivent un passé « glorifié », une institution comparée à « la famille idéale » au sein de laquelle « tous avaient une place reconnue », « il y avait une vraie entraide », « un réel plaisir à travailler ensemble », « on avait peu de moyens financiers, mais on faisait du beau travail avec les gamins », « on était tous d'accord sur ce qu'était une bonne prise en charge », « on avait une direction qui nous soutenait et surtout qui donnait le cap » et « on parlait beaucoup entre nous des situations des jeunes ».

Ce « travailler d'avant », « l'autre époque » aurait connu « un point de bascule » qui nous est présenté, dans un premier temps, à la lumière des mouvements de personnes : « le départ du premier directeur », « et le début des conflits ». Mais ce départ, tout comme les départs d'autres dirigeants, sonne le début et la poursuite de transformations majeures de l'organisation du travail et des conditions de travail, « un tournant dans l'histoire de notre institution » : des transformations « qui n'ont jamais été discutées ». Nous y reviendrons.

Les volontaires raconteront le passage d'une maison familiale indépendante, autonome, à celle « d'un IME, une structure parmi d'autres dans une grosse association » : le passage d'une logique éducative (« on

---

prescrit, la tâche qui correspond aux objectifs à atteindre, et le travail réalisé, l'activité qui correspond à ce qui est fait concrètement par le travailleur pour y parvenir. La gestion de ce décalage repose sur l'ingéniosité de chacun pour combler cet écart. Le travail réel, nécessaire pour approcher les performances attendues, n'est jamais la simple application des prescriptions de l'organisation. Ce qui se vérifie cliniquement à chaque intervention, c'est qu'en dépit de la précision des consignes de l'organisation du travail, il existe des dysfonctionnements, des aléas, qui obligent à faire autrement, à « tricher ». En raison de la variabilité du contexte et des moyens de travail, mais aussi des inévitables contradictions entre les différentes dimensions de la prescription, les personnes font preuve d'inventivité, de savoir-faire et créent en permanence des méthodes de travail, afin de faire face à ce qui n'a pas été prévu. Sans ce travail proprement humain, aucune production de biens ou de services ne serait possible, ni d'ailleurs aucune satisfaction dans le travail.

prenait les décisions concernant l'accompagnement des jeunes après de longues discussions et des débats entre nous ») à une logique gestionnaire (« on nous pond des protocoles, il y a plus de discussions », « on me dit pour les enfants TSA : applique les recommandations de la HAS »), le changement d'idéologie qui s'accompagne d'une augmenta-tion des prescriptions, de l'individualisation des parcours, de la multipli-cation des procédures, d'une injonction aux résultats, d'un alourdis-sement des justifications administratives, de la suppression des espaces non productifs et informels : un prescrit qui s'éloigne de façon abyssale de leur vécu au quotidien, au fur et à mesure du temps et des transformations organisationnelles.

À ces mutations s'ajoutent l'évolution du public encadré par les travailleurs sociaux (« on a plus de pathologies psychiatriques, pas comme avant »), ainsi que des contraintes externes qui modifient en profondeur le travail, tels que l'injonction à l'inclusion scolaire, le respect de bonnes pratiques édictées par les ARS depuis 2014, ou encore « de lourds protocoles pour l'unité TSA ».

Autant de transformations qui amènent un « surplus de travail aberrant » entre les moyens mis à disposition et la commande (« l'injonction ») institutionnelle. Le travail a muté et ses conditions de réalisation se sont dégradées.

Ces évolutions auraient entraîné des conflits majeurs et une déliquescence de la coopération qui seraient à l'origine de trois grandes conséquences que nous détaillerons : le turnover des directeurs, la dégradation de la prise en charge et le « travailler » dans la peur.

Le turnover des directeurs

Le climat social est décrit comme « très abîmé » et les explications se cristallisent autour d'un problème « avec la hiérarchie », « la personnalité » des encadrants, leur instabilité : « ici c'est la valse des cadres » disent-ils en riant. Le turnover des directeurs est important depuis des années, ce qui nous amène à penser qu'occuper une position à responsabilité serait risqué. Mais travailler dans un tel contexte, « sans un cadre qui reste », sans un encadrant qui prenne le temps de les connaître, de comprendre leur travail et arbitre le travail, nous semble également complexe : « à chaque fois, il faut repartir de zéro, c'est épuisant ». Une cohésion collective se serait constituée entre eux au moment du conflit avec la dernière direction accusée de harcèlement. Plus que comme collectif de travail (à savoir un collectif qui parvient à mener des discussions sur le « comment on fait pour mieux travailler ensemble, sur nos désaccords, nos doutes... »), ils se seraient constitués en tant que collectif défensif contre « une menace commune » : la direction. Cette position défensive a permis de tenir dans un contexte de dégradation de la qualité de leur travail, de surcharge et de souffrance. Ces mouvements défensifs récurrents sous la forme d'accusations vis-à-vis de la direction auraient grandement participé au délitement des espaces de délibération sur le travail : au lieu de discuter la dégradation de la qualité de la prise en charge des jeunes, les salariés formulent des plaintes répétées au sujet de leurs encadrants : « on se plaint entre nous à la pause cigarette », « on ne parle pas des jeunes, on crache notre colère », « on se place comme des victimes, sauf que rien ne change la situation, on se déresponsabilise ».

La dégradation de la prise en charge des jeunes

La perte de confiance en la direction, ainsi que des formes d'animosité ou de repli défensif sur les groupes de jeunes rendent le travail encore plus difficile. Quelles sont ces grandes transformations organisationnelles qui impactent le « travailler » avec les enfants et leur santé ? Certains parlent d'une évolution des profils des jeunes accueillis présentant des pathologies plus lourdes arrimées à des situations sociales plus dégradées. Le manque d'arbitrage autour du travail engendrerait d'importantes conséquences sur leur activité : les enseignants spécialisés n'enseignent plus qu'à une minorité de jeunes, les activités d'enseignement à assurer par les équipes sont plus nombreuses, les crises de violence de certains jeunes « qui ne devraient pas être accompagnés ici » sont plus importantes, leur insertion professionnelle dans le milieu ordinaire est plus complexe, voire impossible. Les situations de violence physique se multiplieraient, ainsi que la nécessité de venir en aide aux collègues débordés ou en danger. C'est la possibilité de s'occuper des jeunes à la hauteur de leurs valeurs de métier qui est aujourd'hui compromise, la possibilité de les accompagner vers une vie adulte autonome.

L'impact sur les jeunes de cette nouvelle organisation du travail est direct : moins de temps de préparation, d'accompagnement, et de repos, entraînant une chute subie de la qualité et de la pertinence des activités proposées aux jeunes. « Il y a des synthèses à faire, des devis à faire pour les sorties, des courriers à rédiger et envoyer aux familles, c'est impossible de travailler ensemble, car nos temps de prépa sont distincts les uns des autres, il y a tellement d'injonctions administratives, trop d'écrits… et en plus, ce que j'écris des projets, ce n'est même pas la réalité ». La gestion appauvrit les pratiques des professionnels et par conséquent la qualité de l'accompagnement des jeunes.

Le vocabulaire apporté par SERAFIN-PH[7] (réforme de la tarification des établissements et services pour personnes en situation de handicap) conduit à un « changement de paradigme » : « on ne parle plus d'accompagnement en équithérapie, mais de prestation, on ne parle plus des jeunes, mais des usagers ». Ces derniers – en réalité leurs parents – en viennent à être considérés comme des clients achetant des prestations à la carte. Le langage devient celui du commerce, ce qui n'est pas sans effet sur le sens du travail et de ses transformations. « Je me sens en insécurité au niveau organisationnel et j'ai aussi l'impression d'insécuriser les enfants, il y a un manque de repères pour nous ». Beaucoup de ces plaintes ne seraient pas débattues, probablement parce que les encadrants se protègent eux aussi (au regard du taux de départs d'encadrants et de leurs problématiques de santé).

Les volontaires décrivent un encadrement centré davantage sur la gestion et la bureaucratisation de procédures que sur la création d'espaces pour délibérer sur le travail réel et les règles de fonctionnement : « pour la direction, remplir les papiers comme les projets des jeunes est plus important que les activités qu'on fait avec eux », « tous les lundis nous avons une réunion pour avancer avec les projets des jeunes, même si on n'arrivera pas à tout finir avant l'été. Mais pour parler concrètement de comment on gère les situations des jeunes violents par exemple, on a aucun moment ». Ainsi, lorsque quelques-uns se retrouvent à faire appel à l'encadrement pour être soutenus, c'est un rappel à certains protocoles qui leur serait opposé (Dejours, 2003). Les professionnels expriment la

[7] SERAFIN-PH : en charge de la réforme – Ministère de la Santé et de la Prévention (solidarites-sante.gouv.fr).

difficulté à tenir face à ce type de propos : « on nous renvoie au protocole, aux procédures et à notre responsabilité individuelle ». À d'autres moments, la direction ferait irruption dans leur espace de travail avec les jeunes : par exemple en prenant la main sur une situation, provoquant un sentiment de désaveu face aux jeunes, « il arrive et nous demande de sortir et de le laisser avec le jeune » ou « il demande au jeune de venir dans son bureau », « elle dit au jeune le contraire de ce que je lui ai dit, le jeune ne me respecte plus ».

L'absence d'espaces de discussion autour du travail concret ou leur étiolement par îlots pour certains semblent mener à une perte de sens du travail réalisé, un sentiment de solitude et un repli sur soi (« maintenant quand je vois que les collègues de l'autre groupe sont en difficulté, je n'y vais plus, je me protège »). À cela s'ajoute un manque de coopération verticale qui impacte lourdement l'engagement au travail et la qualité du travail accompli : « j'ai cette sensation de plus en plus forte que je fais du mauvais travail, je fais du gardiennage », « je n'ai pas le temps de penser au travail que je fais, à ma pratique et à ses effets sur le jeune », « je n'ai plus de plaisir, je vois bien que l'instabilité de l'équipe, le turnover impacte nos accompagnements, on fait en sorte de ne pas y penser, mais avec la boule au ventre chaque matin quand je viens au travail ou les migraines, je sais bien que c'est en rapport avec le travail que je fais et aussi ce que je vois de moche autour de moi ».

Conclusion et ouverture

Dès le démarrage de notre travail, les participants nous partageront leur vécu de souffrance, et formuleront différentes atteintes à leur santé : troubles du sommeil, crises d'angoisse, peur et boule au ventre à l'idée de venir travailler, impacts sur la vie familiale et sociale, sentiment d'incompétence et dévalorisation, sentiment de surcharge en lien avec « un absentéisme important » et « de gros soucis de recrutement », mais surtout une perte de sens dans le travail accompli : « on fait de la garderie… c'est terrible de sentir que les jeunes ne bénéficient pas de l'accompagnement pour évoluer », « on ne parle pas entre nous du travail qu'on fait avec les jeunes alors que justement on devrait pour assurer une qualité de travail… on est lié entre nous ! ».

Lorsque les stratégies de défense deviennent inefficaces (par exemple quand les méthodes de gestion et de gouvernement d'entreprise se durcissent), la visée bascule : il s'agit désormais de protéger les défenses et non plus le travailler. Chacun œuvre, individuellement comme collectivement, à la protection de soi. Nous parlons de radicalisation des défenses qui deviennent des idéologies défensives (Rolo, 2019). Ce n'est plus le travail réel qui est au cœur des discussions. Les professionnels cèdent aux interprétations dépréciatives. Les conflits de travail deviennent des conflits de personnes.

Cliniquement, nous sommes amenés à poser cette hypothèse d'un basculement vers des idéologies défensives. Selon la période, la radicalisation de défenses peut prendre la forme de conflits et guerres de clans, apparition du mépris et escalade possible vers la violence, perte de rapport au réel et discours stéréotypés, disparition des espaces de délibération et impossibilité de discuter du réel du travail ou conflits majeurs d'interprétation ce qui entraînerait des pathologies de la communication (Dejours, 2016). Ces conflits, « des clans », « des ruptures », « des clivages » s'inscrivent bien avant la récente période de travail avec cette directrice accusée de harcèlement. Il est question de « crises » multiples dans l'histoire de la structure.

Dans les idéologies défensives, la faute et le mal sont systé-matiquement projetés sur les autres. Nous visons avec l'enquête en psychodynamique du travail à opérer un déplacement des discussions pour sortir de la plainte et des accusations croisées, et revenir sur les questions de travail. L'essentiel de notre intervention montrera une réelle difficulté collective à penser les atteintes de ces transformations au travail : nous resterons sur une plainte centrée sur les conditions de travail (temps de prépa supprimés, déjeuners avec les enfants supprimés, etc.), soutenant le dogme gestionnaire, pérennisant ainsi cette logique en évitant de parler du travail réel avec les jeunes (les difficultés d'accompa-gnement, les pratiques auprès d'enfants autistes, etc.). Ne pas indexer les discussions au travail réel empêche de trouver des astuces pour mieux coopérer dans ce contexte de dégradation des moyens pour bien travailler. Ce contexte peut aussi entraîner des difficultés sur la dimension de la psychodynamique de la reconnaissance (Renault, 2007). Nous ne pouvons pas reconnaître un travail qu'on ne connaît pas.

Une autre séquelle du manque de délibération sur le travail est en lien avec les difficultés pour entrer en résistance (Duarte, 2019). Tant qu'ils se retrouvent dans une position d'idéologie défensive, les travailleurs continuent à faire tourner la machine en répondant aux injonctions qu'ils critiquent. Ils participent de ce qu'ils réprouvent moralement sans pouvoir le penser dû à une absence d'espace collectif qui pourrait éventuellement permettre d'élaborer leur participation à la dégradation de la prise en charge. Ce genre de situation n'est pas sans conséquences sur le plan psychique et peut entraîner de la souffrance éthique (Rolo, 2017) et toute une panoplie de séquelles dramatiques associées à la violence contre autrui ou contre soi-même.

Tant que l'œuvre commune reste invisibilisée à cause du tournant gestionnaire et des mouvements défensifs, on ne parle plus des jeunes, de la mission commune, ni de pourquoi on est ensemble. L'enjeu de notre travail auprès de ces deux collectifs était de penser comment instruire des espaces pour parler des doutes et des difficultés avec les enfants et les jeunes. Ces discussions n'auront pas de place tant que les mouvements défensifs resteront prééminents et que les uns comme les autres ne seront pas prêts à penser le sens de ce qu'ils font individuellement et collectivement. Ce déplacement des défenses n'est jamais sans risque, car il ouvre la voie à penser la délicate question de l'autonomie morale subjective (Dejours, 1998 ; Rolo, 2015) et de la participation à la dégradation du travail que j'aime, de ma santé, et de celle de mes collègues.

BIBLIOGRAPHIE

DEJOURS C., [1980] 2008, Travail, usure mentale, Paris, Bayard.

DEJOURS C., [1992] 2016, « Chapitre V. Pathologie de la communication », dans DEJOURS C., Situations du travail, Paris, Presses Universitaires de France, p. 109-141, https://doi.org/10.3917/puf.dejou.2016.03.0109.

DEJOURS C., 1998, Souffrance en France, Paris, Le Seuil.

DEJOURS, C. 2003. L'évaluation du travail à l'épreuve du réel : Critique des fondements de l'évaluation, Versailles, Quæ.

https://doi.org/10.3917/quae.dejou.2003.01.

DEJOURS C., 2016, « La méthodologie en psychopathologie du travail », dans Travailler, n° 35, p. 125-144.

DEJOURS, C., 2019. Conjurer la violence : Travail, violence et santé. Paris, Payot & Rivages.

DUARTE A., 2019, « Quand la coopération devient résistance : le cas d'un centre d'accueil de demandeurs d'asile », dans Nouvelle revue de psycho-sociologie, n° 28, p. 111-123, https://doi.org/10.3917/nrp.028.0111.

NUSSHOLD P., 2019, « Une réflexion autour de la recherche dans le cadre d'une association en lien avec les services de santé au travail », dans Travailler, n° 41, p. 31-38, https://doi.org/10.3917/trav.041.0031.

RENAULT E., 2007, « Reconnaissance et travail », dans Travailler, n° 18, p. 119-135, https://doi.org/10.3917/trav.018.0119.

ROLO D., 2015, « Chapitre VI. Le problème politique du consentement », dans ROLO D., Mentir au travail, Paris, Presses Universitaires de France, p. 107-131.

ROLO D., 2017, « Histoire et actualité du concept de souffrance éthique », dans Travailler, n° 37, p. 253-281, https://doi.org/10.3917/trav.037.0253.

ROLO D., 2019, « Stratégies et idéologies défensives : la question des défenses de Travail, usure mentale à Souffrance en France », dans Travailler, n° 42, p. 43-56, https://doi.org/10.3917/trav.042.0043.

CHAPITRE 2

ANALYSE SOCIO-POLITIQUE

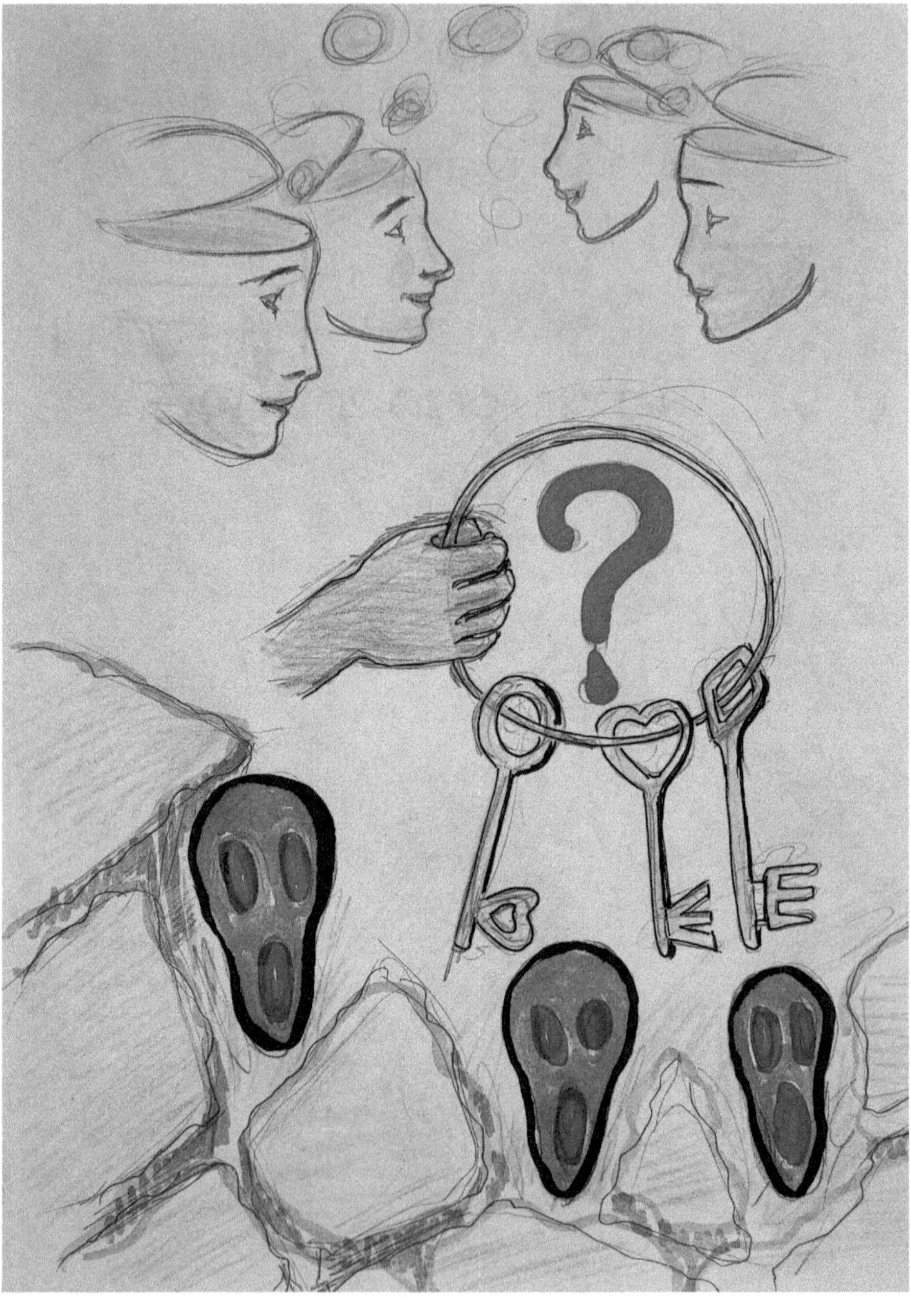

LA PRÉCARISATION PSYCHIQUE PROFESSIONNELLE DES INFIRMIERS EXERÇANT EN PSYCHIATRIE OU : ÊTRE SOUS L'EMPRISE DU DISCOURS MANAGÉRIAL

Stéphane Trégouët[1]

Il n'échappera à personne aujourd'hui de faire le constat que l'hôpital public français est en crise. Crise qui s'est révélée pendant la pandémie du COVID-19 à l'opinion publique. Elle a montré comment les équipes soignantes dans les services de réanimation étaient débordées, malme-nées, épuisées dans leurs métiers du soin. On peut légitimement se poser la question : que s'est-il passé depuis plus de 20 ans pour que l'hôpital public en soit arrivé là ?

On peut facilement penser que les différentes réformes hospitalières, sous la responsabilité des hommes ou femmes politiques de ce pays, portées par une idéologie gestionnaire néo-libérale de réduire les déficits publics en seraient les principaux responsables. En effet, les différentes réformes hospitalières de 2002 à ce jour, sont devenues incessantes s'inscrivant dans un discours et une logique de maîtrise ou de réduction des dépenses de santé. Dans les années 2009 avec la loi « BACHELOT » ou « Hôpital, Patients, Santé et Territoires », l'hôpital sous l'influence du nouveau management public utilise des outils comme la tarification à l'activité, le regroupement des services hospitaliers en « pôle », et la mise en place de la gouvernance hospitalière donnant au directeur un pouvoir de décision de plus en plus important. Les bouleversements en profondeur produits par

[1] Infirmer de secteur psychiatrique, Stéphane Trégouët est cadre de santé en pédopsychiatrique actuellement (je ne suis plus doctorant. J'ai fait le choix d'arrêter le travail de thèse en 2021). Deux des ouvrages qui m'ont interpellé sont *Les exilés de l'intime* de Roland Gori et *Le travail psychanalytique en institution* sous la direction de J. P. Pinel et G. Gaillard et plus particulièrement l'écrit de Florence Giust-Desprairies : « *Traiter des malaises dans l'institution scolaire* ». On peut faire des liens avec le malaise de l'institution hospitalière que nous vivons en ce moment. Mon dernier article, publié en 2021, dans la revue *Soins Psychiatrie* parle de la question des émotions et des affects dans le lien thérapeutique.

les législateurs vont modifier radicalement les missions de l'hôpital public. Les différentes mutations vont avoir des impacts sur les soins, sur les organisations, mais également sur l'ensemble des professionnels de santé. Les soins rentrent dans l'ère de la marchandi-sation, de la cotation, de la certification, rappelant le modèle de l'entre-prise gestionnaire et managériale.

À ce titre, le management et la gestion s'appuient essentiellement sur des logiques rationnelles et opérationnelles. Progressivement, la complexité du soin et les savoirs d'expérience s'en trouvent dénaturés. Pire, les institutions se voient dans l'obligation de modifier les dispositifs de soin sans que les professionnels puissent en dire quelque chose. Le rapport au métier, les relations humaines risquent de transformer rapidement les formes de lien. En effet, dans les logiques managériales, les tensions, les conflits vécus par les professionnels de santé n'existent pas. Les subjectivités ne sont plus entendues. Le sujet n'a plus de place. Car, tout doit être maîtrisable, contrôlable, quantifiable, évaluable en un mot opérationnel.

Dans ce contexte, le discours managérial a envahi l'hôpital. Il est venu déstabiliser, si ce n'est menacer, les professionnels de santé. Menaces qui se situeraient autour de leurs pratiques soignantes, de leurs références théorico-cliniques, de leurs autonomies professionnelles et enfin de leur éthique. En cela, je fais mienne la question suivante : quels effets ou impacts les logiques managériales ont eu sur le psychisme des soignants ?

C'est à partir d'un travail de recherche dans une démarche clinique (Trégouët, 2020), que j'ai pu rencontrer et repérer dans le discours des soignants des formes de souffrance au travail. Il s'agit plus particulièrement de ce que je nomme une précarisation psychique professionnelle des infirmiers (ou infirmières) travaillant en psychiatrie en lien avec des pertes de repères. Cette précarisation professionnelle peu reconnue, souvent invisible, est le plus souvent déniée ou ignorée par les directions, les syndicats, les chefferies de pôle. Le système hospitalier dans lequel les acteurs sont pris, ne leur permettent pas de comprendre les effets, les impacts sur le psychisme des soignants. Il génère une sorte de cécité épistémologique qui aura des effets délétères sur les professionnels de santé.

À partir de ce constat rapide, nous pouvons légitimement écrire que des formes de précarisation psychique professionnelle provoquent des tensions psychiques douloureuses, devenues insupportables ou intenables pour certains soignants du quotidien. Pourquoi aujourd'hui des infirmiers ou des infirmières expérimentées, ou même commençant dans leur métier quittent l'hôpital public ? Que viendrait signifier l'augmen-tation de ces départs au-delà des discours hors réalité des directions ? Enfin, pourquoi aujourd'hui les établissements publics de santé mentale n'arrivent plus à recruter de soignants ?

Une mutation anthropologique : un rapport social sans relation

Pour ma part, c'est en regardant les recherches de Marie-Anne Dujarier, sociologue du travail et des organisations que j'ai essayé de comprendre les formes de précarisation vécues par les infirmiers. En effet, elle avance que nous vivons une mutation anthropologique « blessante » dans le monde de l'entreprise et de l'hôpital public. Elle constate que la dialectique entre les nouveaux dispositifs managériaux et l'activité des professionnels modifie radicalement les rapports sociaux. Les transforma-tions se déplaceraient autour des liens, de la relation à l'autre, modifiant leur activité professionnelle. En cela, le nouveau management public hospitalier laisserait peu de place à la subjectivité des soignants. Ils auraient donc le sentiment d'être niés dans leur singularité, les plongeant dans des formes de précarisation professionnelle. Ainsi selon la socio-logue les professionnels de santé vivraient : « une bataille du "réel" [...] Or l'encadrement de l'activité par les dispositifs (managériaux) a pour spécificité d'instaurer une distance physique entre ces points de vue. Le dialogue entre les tenants de la "réalité" (les directions, les chefferies de pôle) et les représentants du "réel" (les soignants du quotidien) ne se produit qu'exceptionnellement. S'ils se reprochent mutuellement d'avoir une conception erronée de la situation et du travail, ils n'ont pas la possibilité d'en débattre en face-à-face » (Dujarier, 2015, p. 69)[2]. Le discours managérial viendrait précariser les soignants vis-à-vis des autres et d'eux-mêmes. Il y aurait donc un lien de dépendance problématique, car imposé, hors sens. L'environnement managérial deviendrait insécuri-sant, si ce n'est déstabilisant.

Dans cette perspective, le discours managérial vient donc faire rupture dans les liens. Je peux émettre une seconde l'hypothèse : le nouveau management hospitalier déposséderait les soignants de leurs savoirs d'expérience. Il les précariserait psychiquement dans leur rapport intime à

[2] Les parenthèses sont rajoutées par moi.

leur savoir d'expérience centré sur des postures d'accueil, d'écoute, de disponibilité psychique, de créativité. Il faudrait maintenant gérer des lits : faire de la place, connaître les entrées et les sorties des patients, bien loin de la clinique et des projets thérapeutiques. Le discours tellement présent du : « il faut s'adapter », sorte de slogan managérial qui envahit l'espace de la pensée et des savoirs sans en mesurer les conséquences sur les soins et le psychisme des professionnels. Il y aurait donc incompati-bilité entre les deux paradigmes : celui du soin et celui du management. L'un deviendrait hégémonique par rapport à l'autre. Et la confrontation sous une forme dialectique, de débat ne se ferait plus. Les logiques managériales auraient donc des conséquences désastreuses sur leur psychisme professionnel modifiant les liens et le rapport au savoir.

Un dispositif managérial déshumanisant rendant le soignant superflu

Le philosophe italien, Giorgo Agamben, aborde le concept du dispositif. Il est peut-être intéressant de faire le rapprochement avec le discours managérial comme un dispositif fonctionnel et opérationnel déshumanisant. Écoutons-le nous en parler : « j'appelle dispositif tout ce qui a, d'une manière ou d'une autre, la capacité à capturer, d'orienter, de déterminer, de modeler, de contrôler et d'assurer les gestes, les conduites, les opinions et les discours des êtres vivants » (Agamben, 2007, p. 9). C'est ainsi qu'un rapprochement avec le discours managérial et le dispositif managérial peut se faire. Il instaure une pensée opérationnelle et organisationnelle dans des rapports de force imposant leurs savoirs aux équipes. De ce point de vue, le dispositif managérial n'intègre pas la complexité du soin psychique. Le discours managérial se voudrait totalisant, sans faille. En effet, il transformerait radicalement les processus de réflexion clinique et éthique des soignants. Les processus d'élaboration psychiques deviendraient superflus. Le discours managérial s'en moque, car trop abstrait, trop théorique comme j'ai pu l'entendre dans la bouche d'un directeur d'établissement.

Mathias Naudin, maître de conférences en gestion et Benoît Blanchard pédopsychiatre le précisent : « Le fantasme de toute puissance n'amène pas à discerner, à critiquer, à remettre en cause ; le temps de la pensée ou de l'élaboration est donc superflu » (Naudin & Blanchard, 2017). Enfin, j'ai cette intuition très forte que les logiques managériales modifieraient les processus d'analyse de la pensée clinique des soignants. Elles viendraient appauvrir la possibilité d'un travail d'élaboration clinique et de contenance institutionnelle. Progressivement les fonctions de contenance, de réception et de transformation de la souffrance psychique, si importantes dans les liens aux patients, mais aussi dans le travail de symbolisation des équipes en seraient menacées, si ce n'est détruit.

Une professionnalité empêchée et déstabilisée

En parallèle des précarisations psychiques professionnelles subies par les soignants, Marie-Anne Dujarier fait le constat suivant : « De la même manière, la confiance, l'histoire, la compétence collective, l'entraide, la communication informelle, l'échange sur le travail réel, la convivialité ou l'éthique ne sont généralement pas envisagés comme des paramètres décisifs de l'activité dans ces dispositifs » (Dujarier, 2015, p. 80). L'absence de connaissance et donc de reconnaissance, de la spécificité du soin psychique conduit à faire vivre aux professionnels de santé mentale des tensions psychiques profondes. La toute-puissance du discours managérial viendrait les fragiliser. Il perturberait l'engagement des soignants dans la transmission des savoirs. Il menacerait aussi leur autonomie et leur créativité professionnelle. Pire, le patient ne serait plus à la place centrale comme aimeraient nous le faire croire les technocrates du soin. L'idéal, les valeurs du soin en seraient impactées. Simultanément, il aurait des effets délétères sur la psyché des soignants. Comment dans un tel contexte d'une perversité extrême n'est-il pas plus supportable de quitter l'hôpital pour survivre psychiquement et professionnellement ?

Comment est-il possible pour les soignants du quotidien de s'adapter à cette idéologie managériale tellement éloignée de la clinique du quotidien, du souci de l'autre, de la construction des enveloppes et des conteneurs institutionnels ? D'emblée, les demandes d'adaptation inces-santes et paradoxales des directions, les réorganisations perturbantes des chefferies de pôle mettraient les soignants dans un désœuvrement considérable proche de l'effondrement psychique, si ce n'est du traumatisme.

Dans ce contexte, la détresse des soignants du quotidien toucherait leur professionnalité. La professionnalité représente pour Bernard Pechberty, professeur émérite d'université en sciences de l'éducation : « le moi – professionnel, partie de la "personnalité professionnelle" ou du "soi" global. Cette professionnalité se saisit à partir de différents opéra-teurs, venus de la psychanalyse individuelle ou groupale, et mobilise la question des idéaux » (Pechberty, 2020, p. 130-131). Elle se constitue-rait d'une part autour d'une co-construction soutenue par l'appareil psychique de chaque professionnel, sorte d'activité psychique à penser, à contenir la souffrance des patients ; puis d'autre part dans un travail d'élaboration à plusieurs, sorte d'appareil psychique d'équipe.

Pour autant, les idéaux soignants participent eux aussi à la construction de la personnalité professionnelle. Autrement dit, ils sont pluriels avec des sens différents selon le contexte. Il peut s'agir comme le précise Bernard Pechberty d'un « sens individuel : ils appartiennent à un sujet, et soutiennent son expérience singulière. Un sens professionnel : ils désignent les valeurs, les normes et les savoirs propres au métier d'un professionnel [...] Ces idéaux s'inscrivent dans des environnements, ils désignent alors la composition des valeurs du soin [...] dans le cadre d'une institution particulière » (*op. cit.,* p. 131).

En cela, mon interrogation porte sur : quelles conséquences psy-chiques auront les logiques managériales sur la professionnalité, sur le désir de soigner dans un environnement paradoxal ?

Du directeur des soins au directeur de la dégradation des soins

Je voudrais m'appuyer sur une situation clinique rencontrée lors d'une réunion avec le médecin-chef de pôle, le directeur des soins, la cadre coordinatrice et les cadres de proximité du pôle. Ce jour-là, l'ensemble des cadres de santé de chaque unité de soins devait échanger avec le directeur des soins de l'établissement. En effet, la situation des équipes infirmières travaillant en psychiatrie adulte en intra-hospitalier était catastrophique. Le discours du directeur des soins était le suivant : le nombre d'arrêt maladie des infirmiers ou infirmières en lien avec la covid-19 est en augmentation. Les départs de l'hôpital ne sont plus remplacés devant l'impossibilité de trouver des infirmiers. La direction des soins, sous l'égide de la cadre coordinatrice de pôle, demande donc de leur restituer des moyens en infirmiers sur nos différents lieux de soins. L'objectif est de renforcer l'intra-hospitalier, mais aussi d'ouvrir une unité de soins dédiée à la prise en soin des patients porteurs du virus. Devant la résistance des cadres de santé de dégager du temps infirmier sur les soins thérapeutiques des enfants en extrahospitalier, le directeur de soin, avec la cadre coordinatrice, veulent nous proposer une organisation de remplacement efficiente. J'écoutais attentivement l'argumentation du directeur des soins. Écoutons-le : « vous devez anticiper et vous adap-ter ! », ou encore : « Réfléchissez jusqu'où vous pouvez aller dans une organisation dégradée ». Le discours se poursuivit avec un langage managérial pragmatique et des consignes bien loin du soin et de la clinique : « il faut sanctuariser la dégradation des soins un peu comme votre fonctionnement d'été, où l'hôpital de jour est repensé en fonction de la présence des patients ». Mais que signifie sanctuariser la dégradation des soins ? Qu'est-ce qu'une organisation dégradée ? Comment s'adapter si l'arrêt des soins en extrahospitalier pour des enfants et adolescents en grande souffrance psychique devient la norme ou la sanctuarisation ? Que diront les familles qui ont signé les contrats de soins avec les infirmiers ou infirmières référent(e)s au début des soins en hôpital de jour ? Quelles conséquences la dégradation des soins aura sur le psychisme des enfants, mais aussi sur le travail institutionnel construit en amont avec l'ensemble de l'équipe soignante ? Le sanctuaire n'est-il pas un site sacré où les profanes n'ont pas accès ?

Alors, devant de telles injonctions paradoxales, certains cadres cliniciens réagiront. Ils apporteront leurs argumentations sur les effets délétères d'une nouvelle diminution des soins pour les enfants et les équipes. Ils expriment leurs convictions, leurs engagements et leur éthique professionnelle. Le médecin-chef de pôle présent en dira peu de chose, comme une sorte de résignation devant une telle logique rationnelle et fonctionnelle. La dernière phrase du directeur de soin, avant de quitter la réunion, sera la suivante : « repensez les organisations en diminuant les effectifs ! ». Je suis sorti de cette réunion complètement sidéré et abasourdi. Devant de tels propos, je pensais au fond de moi un directeur des soins, non, mais ce n'est pas possible. Il s'est transformé en directeur de la dégradation de soins coupé du réel des soignants du quotidien.

Écoutons les propos d'un infirmier de cinquante ans qui travaille en psychiatrie recueillis dans le livre de la sociologue Marie-Anne Dujarier. Il exprime à l'état brut son malaise : « Moi j'ai affaire à des psychotiques. C'est du lourd quoi… Mais ce n'est pas la maladie mentale qui est difficile à vivre dans mon métier. C'est le management. Le fait qu'on nous demande de faire sortir les gens coûte que coûte, même quand ils vont mal. C'est pour les statistiques. Le fait de devoir faire les clowns devant un comité de visite de la qualité. Quand ils sont venus, on a vite repeint les salles et le chef a mis dehors les malades les plus agités, pour faire propre. Et puis le fait de noter tout ce qu'on fait. Tu décroches le téléphone, tac, faut noter. Tu discutes avec un patient, tac, faut aller le dire à l'ordinateur… C'est complètement fou ce truc. Complètement fou. Je ne saurais pas dire de quelle folie il s'agit. Mais c'est fou. Là aussi, c'est du lourd » (Dujarier, 2015, p. 5).

Pour conclure : apprendre à se désadapter

Le pouvoir managérial depuis plus de 20 ans n'a pas cessé de demander aux soignants de s'adapter. Ils ont subi des réorganisations incessantes dégradant leurs conditions de travail et leur engagement professionnel : réorganisation polaire, fermeture d'unité de soin, restric-tions budgétaires, regroupement de moyens avec la loi du GHT[3]. La logique managériale précarisait psychiquement les infirmiers (ou infir-mières) travaillant en psychiatre. Le management, comme le précisent Mathias Naudin et Benoît Blanchard : « suppose à l'évidence une capta-tion des fonctionnements psychiques, de façon à les réorienter, à les pervertir jusqu'à ce qu'ils en viennent à intérioriser les diktats de performance et de rentabilité au-delà de la sphère de la signification et de la spécificité des savoirs-faire. Les impératifs managériaux s'inscrivent progressivement dans l'intériorité de chacun, et en viennent à coloniser les instances intrapsychiques ; ainsi l'idéal du moi (professionnel) tend à se confondre de plus en plus avec les objectifs institutionnels dé-sincarnés. » (Naudin & Blanchard, *op. cit.*)[4].

Un tel système managérial totalisant ne supporte pas la contingence, l'imprévu, les différences de point de vue, les conflits, les réflexions ou le travail de la pensée clinique. Tout doit être lisse, véritable processus mortifère de l'appareil psychique à penser pour les soignants et les institutions. Dès lors, comment les soignants peuvent être disponibles pour accueillir la souffrance psychique des patients ? Pire, comment trouver les ressources ou l'énergie lorsque les environnements professionnels deviennent insécurisants, et déshumanisants ? Certains soignants quittent l'hôpital pour se sauver d'un risque d'effondrement ou d'une trop grande détresse psychique. D'autres à l'inverse résistent, essayent de tenir

[3] Groupement hospitalier de territoire en 2016 sous M. TOURRAINE.

[4] La parenthèse est rajoutée par moi.

sur leurs valeurs, sur la culture du soin, de créer des espaces habitables, de donner du sens à leur métier de l'humain. Finalement, chacun(e)s essayent courageusement de se désadapter à ce système devenu complètement fou, afin de garder actif le désir de soigner.

BIBLIOGRAPHIE

AGAMBEN, G., 2007, *Qu'est-ce qu'un dispositif?*, Paris, Payot & Rivages.

DUJARIER, M.-A., 2015, *Le management désincarné. Enquête sur les nouveaux cadres du travail*, Paris, La découverte.

NAUDIN M. & BLANCHARD B., 2017, *La dimension perverse du management. Éclairage d'une perspective psychopathologie du management*, Colloque I.P & M Lyon, 16 & 17 novembre.

PECHBERTY B., 2020, « Souffrance et créativité dans les idéaux professionnels. Entre le soin et l'éducation : des métiers impossibles ? », dans *Souffrance psychique et créativité des professionnels de l'enseignement, de l'éducation et du soin psychique*, Paris, L'Harmattan, p. 129-178.

TREGOUET S., 2020, « Pour une clinique de la souffrance au travail : Clara ou la destructivité de l'appareil psychique professionnel », dans *VST*, n° 147, Érès, p. 54-59.

« À COMBIEN ÉVALUEZ-VOUS LE RIRE D'UN SCHIZOPHRÈNE ? »

Benjamin Lestringant[1]

Ce propos, que répétait un Jean Oury narquois à propos des agents administratifs chargés de l'évaluation et du contrôle qualité des hôpitaux, invite à considérer ce qui gît dans les détails, dans les entours, parfois avec une subtilité infime, ce qui précisément, constitue la manne essentielle de la relation clinique.

Faut-il le dire ? Le rire d'un schizophrène n'est pas évaluable par des normes quantifiables. Bien malin celui qui proposerait une échelle de zéro à dix[2] ! Les sciences humaines, au premier rang desquelles la psychanalyse, nous ont en effet appris au cours de la seconde moitié du XIXe siècle que la santé et le soin psychiques se nouent par le singulier de la parole, se tisse de langage, et que le médical est, avant le soin, un art de la relation au malade (Starobinski, 1963).

Travailler aujourd'hui en psychiatrie interroge l'actualité de ces avancées. Et pour cause, l'industrie contemporaine de la Santé mentale adossée aux recherches neuroscientifiques de la médecine basée sur des preuves[3] ne s'y réfère plus. La Santé Mentale s'oppose même à la clinique psychiatrique d'inspiration psychanalytique en s'appuyant sur des mesures et des évaluations quantitatives. Tel est son socle théorique, le *Manuel diagnostique et statistique des troubles mentaux* (DSM).

Mondialement contesté[4], celui-ci poursuit, au cours de ces éditions successives à une toujours plus grande médicalisation de la société, une pathologisation des conduites ordinaires, ce qui induit finalement des changements majeurs dans la conception du soin. La Santé Mentale nous débarrasse de la notion de subjectivité inconsciente et soustrait de la clinique la prise en compte de l'histoire du patient. Lorsqu'elle envisage ce

---

[1] Psychologue clinicien, Psychothérapeute, EPSM Barthélémy Durand.

[2] À part peut-être, les mesures schizométriques de Marco Decorpeliada.

[3] L'« Evidence Based Medecine ».

[4] En France, voir le travail du collectif StopDSM.

dernier, c'est comme l'informateur profane de sa biologie ou de ses fonctionnements neuro-cérébraux et l'élève contraint de respecter le protocole médical médicamenteux ou rééducatif.

Qu'y a-t-il de nouveau avec la Santé mentale ? Voilà plutôt une résurgence des temps anciens, un retour à une représentation organiciste et mécaniciste du psychisme humain. Héritage oublié de la psychanalyse, héritage retrouvé de l'organicisme médical. Que deviennent le soin psychiatrique et le rapport de chacun avec la folie ?

« Marchandiser le soin, nuit gravement à la santé[5] »

L'impact des enjeux économiques sur les systèmes de santé et leur analyse critique constituent des champs d'études pour de nombreuses disciplines. Et pour cause, aucun domaine du soin n'échappe au marché concurrentiel et toute la pratique clinique quotidienne s'oriente vers des activités et des préoccupations de rentabilité tandis que le temps dévolu à la rencontre avec le malade disparaît. À titre d'exemple, le discours techno-administratif s'infiltre dans le discours soignant et, malheureuse-ment, le soignant lui-même s'en fait parfois l'agent, le plus souvent sans s'en apercevoir, mais se dévoilant par son obsession pour la rentabilité de son acte, par son désir de répondre à des exigences bureautiques au détriment des besoins d'un patient (*V.S.T.*, 2020).

Nullement spécifique à la psychiatrie, cette problématique économique traverse tous les services hospitaliers et prive la pratique clinique de ce qui la définit le plus, c'est-à-dire, le temps pour accueillir et pour penser le soin. « Diminuer la durée moyenne de séjour » est par exemple représentatif de ce tournant hospitalier global et gestionnaire. Ce sont les objectifs statistiques qui posent le tempo et le rythme pour guérir, ce sont des protocoles normatifs qui dictent les conduites et l'on soigne de façon opératoire une logistique de flux tendu, comme s'il ne s'agissait plus de patients. Partout, le temps manque. L'organisation du travail l'anticipe, fait au mieux avec le peu de soignants disponibles, mais malgré elle, elle le produit aussi. De façon pratique, ne pas prendre le temps d'accueillir un patient au sein d'un service peut revenir à le perdre, en des ré-hospitalisations futures par exemple. Ce manque de personnel soignant et

---

[5] Revue du MAUSS, 2013/1 (n° 41), *Marchandiser le soin, nuit gravement à la santé*, Paris, La Découverte.

de temps rend le travail impossible. Comment en effet organiser une réunion de synthèse de deux heures hebdomadaires lorsqu'il n'y a que deux ou trois infirmiers pour tout un service d'une vingtaine de malades ? Ces temps de synthèses véhiculent de nombreuses fonctions pour le soin du malade. Pour la vie d'un service, ce temps est fondamental, car il répond (entre autres) au besoin de formation, de transmission des connaissances entre pairs, et en psychia-trie, il est d'autant plus crucial que les jeunes soignants ne sont plus formés aux soins psychiatriques depuis la fermeture des écoles d'infirmiers de secteur psychiatrique en 1992. Combien éviterait-on de ré-hospitalisation et quel temps on gagnerait si l'on prenait le temps de parler ensemble des patients !

Sous prétexte d'économie, à court terme seulement, cette Santé mentale est coûteuse humainement. Avec le placage standardisé des prises en charge à grand renfort de camisoles chimiques et de mise en isolement, elle dénie la singularité subjective de la folie. La psychiatrie est alors, comme le disait Lucien Bonnafé, vétérinaire.

La santé mentale des normaux souffrant ?

De façon parallèle à ces enjeux économiques, toujours croissants et sans rapport avec le soin, la Santé Mentale contemporaine est apparue dans un contexte de médicalisation de la société (Conrad, 2005) à la fin du XIXe siècle. Le socle théorique sur lequel elle s'appuie, en perpétuelle réédition, propose à chaque fois de couvrir des domaines toujours plus larges du comportement social et découpe les grandes catégories reconnues en troubles toujours plus restreints.

On sait que les remaniements des catégories psychiatriques du DSM et leurs multiplications sont réalisés en fonction des changements sociaux et que ces derniers justifient même pour une part la flexibilité des symptômes. Mais cette extension du discours médical nous pose des difficultés éthiques, entre autres, parce qu'elle se fonde sur une approche comportementale et parce qu'elle vise la santé mentale non des individus souffrants, mais du tout un chacun. Qu'est-ce qui justifie alors une telle colonisation par le discours médical de domaines qui jusqu'alors n'en relevaient pas ? Prenons l'exemple du trouble du comportement tel qu'il apparaît dans le DSM IV. On pourrait, si on le voulait, faire entrer pratiquement toute la clinique psychiatrique dans la notion de « trouble du comportement ». Sous couvert d'athéorisme[6] ce manuel permet de ranger et compiler avec une facilité dérisoire des formes d'existences humaines hétéroclites. Quel est en effet le trouble psychique qui n'affecte pas à un degré quelconque le comportement de l'individu ? En montrant son ressenti avec activité ou même hyperactivité, peut-on retenir l'idée qu'un enfant est « malade » de sa manière de se mouvoir dans l'espace, qu'il est « hyperactif » ou encore « hyperkinétique » ? Quelques-uns sans doute, mais certainement pas tous les enfants qui se servent de leur motricité pour être au monde avec un certain style.

Par exemple, si le DSM établit une liste des différents symptômes qu'un enfant peut présenter, et qui vont le conduire chez le pédopsychiatre, il n'hésite pas à préciser à plusieurs reprises, dans cette logique, que ces symptômes ne se réfèrent pas à l'âge : « proposer une section à part pour les troubles dont le diagnostic est habituellement porté dès la première enfance, la deuxième enfance ou l'adolescence, est un exercice de pure forme et n'est pas censé suggérer qu'il existe une distinction claire entre les troubles de l'enfant et les troubles de l'adulte » (DSM-IV, 1994, p. 49). Dans la pratique clinique cependant, « l'hyper-activité » est un terme utilisé chez l'enfant dans la quasi-majorité. L'usage des termes du DSM dans les discours médico-socio-éducatifs amène aussi à constater une signification beaucoup plus restreinte que les définitions d'origine.

Pour juger de la gravité des symptômes et savoir si « l'inadaptation » comportementale est normale ou pathologique, le DSM précise que les symptômes doivent persister « à un degré qui ne correspond pas au niveau de développement de l'enfant » et qu'ils provoquent une « alté-ration cliniquement significative du fonctionnement social, scolaire ou professionnel. » Ces précisions augmentent la « flexibilité » de l'application du syndrome aux différents âges de la vie et dans différents contextes. La proximité entre les comportements normaux et les manifes-tations symptomatiques apparaît par l'usage de l'adverbe « souvent » (ou « fréquemment ») dans la majorité des descriptions. Assez logiquement, considérer que des comportements inadéquats qui sont « fréquents » ou qui apparaissent « souvent » signifient la présence des symptômes pathologiques revient à décréter qu'ils apparaissent trop souvent. Puisque le pathologique peut se manifester à minima dans le normal, cela justifie les études (qui ne manquent pas) établissant des comparaisons par la

[6] Athéorisme cependant théorisé.

moyenne des excessifs (excès d'agitation ou d'impulsivité) et des déficitaires (déficit d'attention). Et l'écart à la norme, sans être nécessairement la déviance, devient ainsi un synonyme d'anormalité pathologique.

On suppose que l'ajout d'un adverbe comme « souvent » peut permettre d'améliorer la fiabilité statistique des critères diagnostiques du DSM. Mais finalement, sa présence prouve que l'évaluation est basée sur une mesure tout à fait aléatoire puisque la différence comportementale ne dépend plus que de la tolérance des observateurs à qui il revient de jauger de la fréquence du comportement normal, mais excessif lors des questionnaires d'évaluation diagnostique.

En désavouant le cheminement de la psychiatrie d'après-guerre, la santé mentale participe ainsi au mouvement de médicalisation du domaine psy. Ainsi conjuguée avec l'« Evidence Based Medecine », elle ne limite plus l'investigation psychiatrique à la psychopathologie, mais prend en charge la Santé Mentale des normaux souffrant. Voilà de nouveaux enjeux économiques en perspective !

Déresponsabiliser pour normaliser

Dépourvue de subjectivité inconsciente, la Santé Mentale ouvre le champ libre à la recherche de normalisation de l'individu. C'est ce à quoi répondent les méthodes de thérapies cognitivo-comportementales dont on ne sait plus si elles sont promues pour leur seule efficacité thérapeutique ou pour satisfaire notre recherche de gain de productivité.

Il en va ainsi pour la psychoéducation (ou éducation thérapeutique) telle que le *Programme de Psychoéducation Initial Court* (Sorais, 2018) la propose pour des patients jeunes, ayant moins de 5 ans d'évolution de la maladie. Son objectif est d'instruire le patient sur l'épisode psychotique qu'il traverse (comme si lui n'avait rien à en dire), sur ses symptômes, tels que répertoriés dans le DSM 5 et le traitement médicamenteux correspondant. Il cherche aussi à prévenir le risque statistique de rechutes, encourage des conduites d'hygiène de vie (sport), condamne les comorbidités addictives en menaçant de l'aggravation fatale au pronostic.

Un PPIC à destination des patients ayant reçu le diagnostic de schizophrénie est particulièrement éloquent. Dans un service de psychiatrie adulte où il était administré, le protocole prévoyait quatre séances à durée variable, en amont de chacune desquelles était transmis le document de quelques pages, comme une sorte de courrier, évoquant les thèmes à l'avance pour gagner du temps (encore !).

Pour déstigmatiser, le PPIC est donc prêt à tout. À commencer par cet étonnant paradoxe qui le fonde : éduquer le patient à sa maladie se passe volontiers de toute sa subjectivité, de toute sa conscience personnelle ou opinion en ce qui le concerne au plus intime.

Le PPIC force ensuite une analogie, par ailleurs impossible, entre maladie somatique et maladie mentale. Puisque l'objectif est de déresponsabiliser le malade (« vous n'y êtes pour rien »), la schizophrénie est comparée à la tuberculose ou une fracture de la jambe suite à un accident de la voie publique. Plus loin, même logique au risque de rendre confus : « il n'existe pas une folie » on devrait plutôt dire qu'il y a « des symptômes positifs et négatifs [qui] sont le produit de dérèglements dopaminergiques… » Voilà qui peut laisser perplexe. En effet, ce n'est pas parce que la « folie » n'existe pas pour les neuro-cognitivistes, qui s'occupent des neurotransmetteurs, que pour autant la folie n'existe pas d'un point de vue médical et psychiatrique…

On peut s'interroger sur la déstigmatisation réelle apportée par une conception qui déresponsabilise l'individu de son vécu, et surtout le réduit au « dérèglement de son cerveau ». Ce terme obscur est heureuse-ment illustré dans l'un des feuillets adressés aux patients par un schéma qui présentait la tête vide d'un patient, face à laquelle une main bienveillante de soignant offrait une pièce manquante.

Pour conclure le programme, la séance intitulée « Comment vivre bien » suggère au patient des conduites d'hygiène de vie à tenir et des objectifs à atteindre pour deux années. Suite à quoi le PPIC conclut : « L'accès aux soins n'a pas toujours été facile ni agréable. On est obligé de prendre des médicaments, de suivre des soins dont on ne comprend pas toujours l'intérêt. On doit faire des efforts. On n'est pas sûr des professionnels de santé qui s'occupent de nous. On pense même qu'ils ne comprennent pas vraiment ce que l'on a vécu. On ne les croit pas toujours. On a même l'impression qu'ils sont moralistes et ennuyeux, comme des parents autoritaires. » (Sorais, 2018). Cette rhétorique reproduit finalement ce qu'elle dénonce, en l'occurrence, un discours moraliste et stigmatisant. Et pourquoi faire usage de ce « on » infanti-lisant, comme s'il fallait traduire : « Courage schizophrènes ! Faisons tous ensemble l'effort qui vous est demandé ! » Le PPIC dessine ainsi en filigrane une caricature de la schizophrénie, fidèle hélas, à sa description pauvre dans les différentes versions du DSM.

Ayant reçu son étiquetage diagnostique et sa chimiothérapie, il ne reste plus que ces quelques leçons pour que le patient soit considéré autonome, et cela achève d'exclure implicitement les psychothérapies. Cette orthopédie rééducative ne se donne pas comme tâche la guérison de la schizophrénie, mais la normalisation de l'individu façon *american way of life*. On ne guérit pas un schizophrène, on le rééduque !

Guérir par le savoir et/ou le transfert ?

En envisageant pour seul objectif la normalisation des symptômes, cette Santé Mentale propose une définition marchande et standardisée du soin psychique. Elle choisit en premier lieu de répondre à la demande sociale (déviance), et néglige la demande singulière[7] du patient.

Oubliera-t-on que les soins psychiques commencent par la rencontre et l'écoute du sensible ? Loin des conceptions de la psychoéducation actuelle, le psychothérapeute se fait le « secrétaire de l'aliéné » selon le mot de Jean-Pierre Falret. Alors que la première approche désubjective, dès lors qu'elle dépossède le patient de sa maladie (Jean Clavreul, 1978), la psychothérapie analytique pose justement ses fondements dans la demande subjective et inconsciente du patient.

La demande vient de celui qui souffre, elle demande de souffrir moins ou plus du tout. C'est aussi souvent une demande de comprendre ce qui est en jeu là où justement le patient sent bien qu'il se joue quelque chose sans qu'il puisse toujours lui donner du sens ou en avoir conscience. Une demande n'est donc pas toujours pleine et le travail est de la faire naître. En psychiatrie générale ou en pédopsy en effet, les rencontres avec nos patients résultent parfois moins d'une demande de leur part, mais plutôt du désir du clinicien d'aller vers eux. Quoiqu'il en soit, à cette demande, le psychanalyste répond à la manière psychanalytique. Pour Marie-Claire Boons-Grafé, celle-ci correspond au moins à trois critères de « détachement » de la part de l'analyste : de tout vouloir guérir ; de toute réussite qui serait la sienne ; de tout souci quant à la guérison (2000). On ne saurait évidemment dire la même chose d'une autre profession de santé. Tout cela

---

[7] Et toujours extraordinaire.

ne signifie pourtant pas que le psychanalyste manque d'empathie, c'est justement par empathie qu'il prend autant de précautions. Ces précautions visent à être neutre, ne pas parler pour le patient, lui prêter des désirs, lui prêter des fantasmes, lui prêter des paroles qui ne sont pas les siennes et par là, ne pas fermer des possibilités de transfert.

C'est par exemple ce que décrit très bien Michael Balint à propos de la fonction ou mission apostolique du médecin. Pour lui, chaque médecin est porteur de ses valeurs personnelles, et a sa représentation du malade idéal : « La mission ou fonction apostolique signifie d'abord que chaque médecin a une idée vague, mais presque inébranlable du comportement que doit adopter un patient lorsqu'il est malade » (Balint, 1961).

Vous avez en psychiatrie des exemples courants, il s'agit de praticiens prescripteurs de vertus irremplaçables qui prennent la forme de conseils bienveillants et adaptés aux cas particuliers vécus par le malade alors qu'ils sont en fait des produits actuels de la vie psychique du soignant. Par exemple : un médecin qui fait beaucoup de sport recommande systématiquement du sport à ses patients. Un autre, en cours de divorce, s'identifie toujours aux maris, jusqu'à prendre leur défense contre ses patientes.

C'est l'analyse personnelle et/ou la supervision qui peuvent permettre de reprendre ce que l'on a prêté à d'autres et d'éviter ces écueils transférentiels. À force de faire ce travail d'analyse du contre-transfert on peut s'apercevoir du style de notre propre écoute. Or, ce n'est pas un hasard, « on écoute à partir de ses propres traumatismes ».

Ce soin pour « avant tout ne pas nuire » relève d'un souci qui pousse la neutralité de l'analyste jusqu'à un certain raffinement. Jean Oury emploie quant à lui le terme médical d'asepsie pour qualifier ce travail. Là où la psychoéducation assigne les individus à des symptômes ou des maladies, l'approche psychanalytique les en désabonne en leur offrant la complexité de leur inconscient.

Alors… exit la clinique ?

Si la Santé mentale neuro-médicale ragaillardit à coup d'IRM et de pilules miracles nos fantasmes de toute-puissance, force est d'admettre qu'elle n'instruit pas sur la folie entre les hommes. De son propre aveu, la folie n'est pas de son ressort. On avait déjà constaté qu'aucun test, examen biologique, ni aucune imagerie cérébrale n'empêchaient les médecins d'errements cliniques et que, bien au contraire, c'est parfois même ce qui les engendre avec le plus de fertilité. Combien d'hystériques le disent, parfois à leurs dépens : la médecine est ce qui divise le mieux le corps médical !

C'est une chance. La rencontre avec les patients interroge le lien social, c'est sans doute un défaut incorrigible, malgré toutes nos tenta-tives pour s'éviter ce mal, nous y sommes bien acculés par la force des choses.

Dans une telle situation, la psychanalyse a, à la fois perdu son territoire social d'antan et gagné à répondre à de nouveaux appels. Elle ne doit pas renoncer à s'exprimer sur des problématiques ni dans sa capacité à véhiculer un certain savoir sur l'inconscient.

Être de formation analytique en institution de Santé Mentale interroge le positionnement d'écoute, au carrefour des volontés mercan-tiles de rentabilité, médicales de soigner ou encore rééducative de normaliser. Malgré cette position mise à mal de tout bord, peut-être est-il possible ainsi de tenir, plutôt que de s'enfuir en marronnage dans les cabinets des villes, de tenir en marronnant sur place. Cela ne justifie nul isolement, bien plutôt la reviviscence d'un réseau, pour humaniser la pratique hospitalière malgré la déshumanisation ambiante. Cette ré-humanisation s'effectue dans notre imaginaire créatif et dans des rencontres. Mais elle est nécessaire : le cas que l'on fait de l'homme fou, c'est le cas que l'on fait de l'homme tout court.

BIBLIOGRAPHIE

BALINT M., 1961. *Le médecin, son malade et la maladie*. Sur le site de la Société Française de Médecine générale. https://www.sfmg.org.

BOONS-GRAFE M. Cl, 2000. *De la guérison psychanalytique*, article sur le site de l'école de psychanalyse Sigmund Freud.

CANGUIHLEM G., 1966. *Le Normal et le pathologique*, Paris, PUF.

CLAVREUL J., 1978. *L'ordre médical*, collection « Le Champ freudien », Paris, Seuil.

CONRAD P., 2005. « The shifting engines of medicalization », *Journal of Health and Social Behavior*, vol. 46, Sage publication.

MINI-DSM-IV, 2000. Critères diagnostiques, Masson.

SORAIS C., 2018. « Étude de l'impact sur l'alliance thérapeutique d'un programme de psychoéducation initial court (PPIC) chez des patients présentant

une schizophrénie débutante », HAL Open science.
STAROBINSKI J., 1963. *Histoire de la médecine*, Genève, éd. Héros-Limite.
V.S.T, 2020. *Les effets du langage technocratique*, n° 147, Toulouse, Érès, p. 6-79.

DU SYMPTÔME AU SYMPTÔME

Barbara Steiner[1]

Si la réforme s'applique à tous les champs de notre société, et qu'elle n'épargne aucun sacrifice humain au bénéfice du profit, elle s'est immiscée au cœur même de ce qui est si cher à nos concitoyens, et qui ne cesse d'être démantelé : notre système de santé. Il n'échappe pas aux restructurations visant à en faire un modèle économique rentable, glissant progressivement vers une privatisation. La tarification à l'acte, T2A, en est l'un des principaux outils. En effet, les groupes hospitaliers privés fleurissent, faisant de la rentabilité, le maître mot, assurant ainsi la rémunération des actionnaires.

La médecine à deux vitesses est déjà là, scindant progressivement la population en deux catégories : ceux qui peuvent s'offrir une assurance privée qui leur permet d'accéder aux meilleurs soins, et les autres qui devront se contenter des hôpitaux publics dont le lent, mais dans un anéantissement certain, n'est malheureusement plus à prouver, alors même qu'ils constituaient le socle de notre système solidaire. La suppression de 17 000 lits ces cinq dernières années, n'en est qu'un triste exemple. Mais il y a un acteur qui tire, et tirera toujours son épingle du jeu : l'industrie pharmaceutique, l'une des plus rentables au monde, engrangeant des profits de plus en plus faramineux, faisant de la santé, ou plutôt de la maladie, un enjeu spéculatif. « En 2020, le marché mondial du

[1] Salariée de l'industrie pharmaceutique depuis 25 années à différents postes, Barbara Steiner a occupé différents postes : déléguée médicale et hospitalière, attachée scientifique et *Key Account Manager*, dans différents laboratoires. Elle a pu au fil des années constater et subir, un cynisme et un manque d'éthique, au service d'une quête incessante de la performance et du profit. Parce que ces valeurs régissent notre monde, au mépris des dégâts qu'ils engendrent, il lui semble nécessaire de porter ce qu'elle sait à la connaissance de ceux qui souhaitent en savoir quelque chose. D'autre part, Barbara Steiner a écrit un article sur l'« Évaluation de la visite médicale dans l'industrie pharmaceutique », en 2012, avec le Comité de Vigilance des CMPP de l'Ouest, Acte 4 : Méduse et le miroir de l'évaluation. De la pétrification des pratiques à l'insistance du désir (p. 219-224).

médicament a atteint 1 203 milliards de dollars de chiffre d'affaires (environ 987 milliards d'euros), en croissance de plus de 8 % par rapport à 2019 » (Le LEEM, 2021). C'est en tant que salariée de différents laboratoires pharmaceutiques durant 25 années, que je témoigne.

Si les entreprises du médicament ou du matériel médical sont devenues des protagonistes incontournables, c'est parce qu'elles ont habilement pris en main toutes les étapes du parcours de soins : du diagnostic à la stratégie thérapeutique. Ce qu'il est nécessaire de bien comprendre, c'est ce que représente la maladie pour la Pharma : du business. Et le médecin est au cœur de ce business. Il n'exerce que parce qu'il dispose de médicaments qu'il prescrit au regard du diagnostic qu'il a posé, fondé sur la clinique ou des outils diagnostiques. Le cercle vicieux, ou vertueux, selon le point de vue que l'on adopte, est ainsi mis en place.

Quand il souhaite commercialiser un médicament, « lancer un produit » dans le jargon consacré, un laboratoire utilise des méthodes efficaces :

– Faire une étude de marché, afin d'identifier le potentiel de patients éligibles, et donc d'estimer la rentabilité future d'une molécule en devenir. Ce qui conditionne bien entendu ses domaines de recherche, laissant de côté les maladies rares qui ne représentent pas un marché suffisamment profitable.

– Infiltrer l'ANSM (Agence Nationale de sécurité du médicament et des produits de santé) afin d'identifier ceux qui siégeront pour l'octroi de l'AMM de la spécialité concernée.

– Identifier les médecins *Leaders d'opinion*, et faire du lobbying (c'est le vocabulaire utilisé dans les directions des ventes et marketing) auprès d'eux. Par exemple, le laboratoire peut leur proposer une étude clinique dont il aura préalablement monté le *design*. C'est-à-dire que selon le résultat qu'il vise, il déterminera un objectif, et une méthodologie qui sera à son avantage (critères d'inclusion et d'exclusion des patients, critères d'efficacité…). C'est ainsi l'opportunité d'apposer leur nom en haut d'une publication, dont la probité est parfois douteuse. Publier est un prérequis pour qui veut construire une carrière hospitalo-univer-sitaire. Il ne s'agit pas de science, mais bien de marketing. Cependant, à leur décharge, nombre d'entre eux ont la conviction d'œuvrer pour l'intérêt des patients, ce qui est parfois vrai.

– Inviter les *Leaders d'opinion* et les prescripteurs à haut potentiel, à des congrès, en généralement très coûteux, auxquels ils n'auraient pas les moyens de se rendre par leurs propres moyens. Congrès eux-mêmes organisés par les sociétés savantes, grâce à l'argent des Industriels du médicament, obtenu en leur louant des stands à prix d'or.

– Le recours au don à association est un moyen couramment utilisé pour financer de façon détournée, des réunions internes, des congrès... parfois un programme de recherche. Mais bien évidemment, un laboratoire ne misera jamais d'argent, s'il n'a pas la garantie d'avoir un retour sur investissement.

– Utiliser la force de vente que sont les visiteurs médicaux. Ils sont un trait d'union entre le laboratoire et les prescripteurs, qu'ils doivent identifier selon leur potentiel de prescription, leur pouvoir décisionnaire, en suivant une codification. Plus cette dernière est haute, plus la pression de la visite médicale (nombre de contacts qu'un visiteur médical doit effectuer auprès de sa cible sur une période donnée), sera élevée. L'objectif est d'obtenir des prescriptions, et donc des ventes, sur lesquelles le visiteur médical sera primé. Afin d'atteindre ses objectifs, il devra établir un plan d'actions à mettre en place, sur lesquelles il sera challengé. Et gare à ceux qui n'atteignent pas les objectifs assignés... La direction des ventes travaille de concert avec la DRH, afin de se séparer des sujets indésirables, usant de méthodes plus que discutables : principale-ment le harcèlement qui vise à faire démissionner l'employé, ou à lui faire commettre des erreurs qui permettront de constituer un dossier à charge.

Et pourtant, si l'on se réfère à la Charte de la Visite médicale (2019) : « La personne exerçant une activité d'information par démarchage ou prospection présente les spécialités pharmaceutiques auprès des professionnels de santé dans le respect des dispositions légales, de la présente charte et des orientations de l'entreprise qu'elle représente. Cette activité de promotion consiste à délivrer une information médicale de qualité sur le médicament présentée dans le strict respect de l'AMM et à en assurer le bon usage auprès des professionnels de santé ». Il n'est à aucun moment fait mention d'incitation à la prescription, qui est pourtant l'essence même du métier de délégué médical, qu'il s'adresse aux médecins hospitaliers ou libéraux. Si vous souhaitez en savoir davantage, je vous conseille de consulter en ligne « Le plan marketing pharma-ceutique »[2], enseignement prodigué par Philippe Barquet (2019) aux étudiants de Master de

[2] https://www.slideshare.net/PhilippeBarquet/le-plan-marketing-pharmaceutique.

Marketing pharmaceutique. Rien que le som-maire est éloquent, et résume à lui seul la stratégie implacable de l'Industrie.

Certaines mesures ont bien été adoptées, comme la loi anti-cadeaux DMOS[3] (1993), renforcée par la loi Xavier Bertrand du 29 décembre 2011, dont l'objectif est entre autres, de lutter contre les conflits d'intérêts, obligeant l'industrie pharmaceutique à rendre publique l'existence de conventions conclues avec les parties intervenant dans le champ de la santé, ainsi que l'attribution d'avantages en nature ou en espèces, en réponse au scandale du *Médiator*.

Il serait donc bien légitime de se questionner sur l'efficacité de ces dispositions, lorsque l'on constate que la corruption ne cesse de croître en même temps que les bénéfices faramineux engrangés par les puissants groupes pharmaceutiques.

La réponse est simple : si un chemin est barré, la machine en trace un autre, faisant preuve d'inventivité. Citons par exemple le *Board Médical*. Il s'agit d'une réunion organisée par un laboratoire, conviant des médecins KOL (Key Opinion Leader), qui seront rémunérés pour donner leur avis sur une nouvelle campagne ou sur la stratégie la plus adaptée pour imposer une molécule dans une aire thérapeutique. Ainsi le vers entre dans la pomme.

Mais le pouvoir des laboratoires va au-delà. Ils peuvent imposer des normes de santé. Citons l'exemple des antihypertenseurs. En 1997, le seuil de l'HTA (hypertension artérielle), qui était auparavant à 160/100 mmHg, fut fixé à 140/90 mmHg. Cette évolution n'est pas le fruit du hasard, mais celui d'un travail de lobbying des laboratoires auprès des membres actifs de la Société française de cardiologie, de l'ANAES, puis de l'HAS. Pour se faire, les laboratoires se sont appuyés sur des études aux méthodologies contestables, effectuées par des médecins grassement rémunérés. Résultat : les ventes d'antihypertenseurs ont fait un bond en avant, cochant ainsi la case PROFIT.

Et c'est très opportunément que *Big Pharma* s'est offert une place de choix dans la crise sanitaire que nous vivons depuis deux années. En effet,

---

[3] DMOS, Diverses Mesures d'Ordre Social du 27 janvier 1993, loi anti-cadeaux. Dispositif anti-corruption applicable aux relations entre les entreprises commercialisant des médicaments. Dispositif anti-corruption applicable aux relations entre les entreprises commercialisant des médicaments, produits ou prestations remboursables et les professionnels de santé.

la célérité avec laquelle, de soi-disant vaccins ont été mis au point, autorisés, commercialisés, imposés, et ce sans aucune responsabilité, est édifiante.

D'abord, son nom questionne. En effet un vaccin est une : « 1. Substance d'origine microbienne (microbes vivants atténués ou tués, substances solubles), que l'on inocule à une personne ou à un animal pour l'immuniser contre une maladie. 2. Fig. Ce qui immunise contre un mal, contre un danger » (Petit Larousse Illustré, 1992, p. 1021). Or, de quelle immunité parlons-nous, lorsque ce « vaccin », ne protège ni de l'attraper, ni de le transmettre ?

Ensuite, que penser d'une thérapie génique en phase expérimentale, imposée à tous, portée par des mesures incitatives, discriminatives, voire répressives ?

Rappelons les principes qui régissent une *phase III* (INSERM, 2017) :

– L'intérêt des personnes doit toujours primer sur ceux de la science et de la société.

– **Informer** les personnes sollicitées pour participer à une étude sur l'objectif de la recherche, sa méthodologie, les bénéfices attendus, les contraintes et les risques prévisibles, le droit de refuser de participer à une recherche et celui de retirer son consentement à tout moment, et donc de stopper sa participation à la recherche sans qu'il n'y ait aucune conséquence sur sa prise en charge future.

– **Recueillir par écrit le consentement éclairé** des personnes acceptant de participer à l'étude, et s'assurer que les personnes ont parfaitement compris les informations données (Code de déontologie médicale, art. 36, 2021). Cela signifie qu'il ne doit pas être obtenu sous la contrainte.

Or, ces molécules ont été mises sur le marché, via une AMM conditionnelle, délivrée pour un an, qui selon l'ANSM : « permet l'autorisation de médicaments qui répondent à un besoin médical non satisfait, avant que les données à long terme sur l'efficacité et la sécurité ne soient disponibles… ».

Besoin médical non satisfait, signifie qu'il n'existe aucun traitement. Or, d'aucuns ont peut-être à l'esprit que certains traitements peu coûteux ont été mis en avant par les cliniciens qui les avaient utilisés avec succès. Il était donc nécessaire d'écarter ces molécules pour justifier l'AMM conditionnelle des vaccins à ARN messager. Et cela a été fait. J'en veux pour preuve l'exemple de l'affaire du *LancetGate*. En effet, le 22 mai 2020,

The Lancet publiait un article signé par Mandeep Mehra, et ses coauteurs Sapan S. Desai, Amit Patel, et Frank Ruschitzka, soulignant dans leur étude l'inefficacité voire la toxicité de l'hydroxychloroquine, utilisée dans le traitement contre le Covid-19. Devant le manque flagrant de probité de l'étude, soulevé par des épidémiologistes et biostatisticiens à travers le monde, l'article est retiré le 4 juin.

Pourtant le mal était fait, puisque l'OMS avait déjà suspendu tout essai lié à cette molécule, et qu'Olivier Véran en interdisait la prescrip-tion. De nombreux journalistes et commentateurs, citant l'étude sans jamais l'avoir lue, se déchaînent alors contre Didier Raoult, jetant l'opprobre sur lui et tous ses défenseurs. Et à aucun moment, ils ne reviendront sur leurs affirmations, devenues donc des diffamations, lors du retrait de l'article de Mandeep Mehra.

En outre, aucun d'entre eux n'a fait de travail d'investigation, essence même du journalisme, afin de découvrir les nombreux conflits d'intérêts des auteurs avec l'industrie pharmaceutique.

Notre société ultralibérale a fait du profit et du pouvoir, ses points cardinaux, et du lobbying et donc du conflit d'intérêts, son arme de prédilection, engageant ainsi une force de frappe redoutable qui broie toute résistance. Ces valeurs discutables deviennent inacceptables lorsqu'il s'agit de notre santé, dont nous sommes dépossédés, puisque sa gestion est dépendante d'intérêts qui nous échappent.

Au fil des décennies, l'Industrie pharmaceutique a tissé sa toile, s'organisant, fusionnant, infiltrant les circuits décisionnels, s'assurant la complicité des hautes sphères de l'État en finançant des partis politiques. Ce qui s'appelle de la corruption. Néanmoins, entre 2000 et 2019, le groupe Pfizer a versé plus de 10 milliards de pénalités pour « publicité mensongère, charlatanisme, corruption de médecins et de fonctionnaires… avoir trompé les autorités de réglementation et le public sur la sécurité de ses produits » (Pezet, 2022). Pénalités qui furent rapidement épongées par les profits générés, pour le plus grand bonheur des actionnaires.

Rien ne l'arrête. En s'appropriant les programmes de recherche prometteurs et en infléchissant les directions adoptées en fonction de son intérêt, l'Industrie assure sa pérennité. En effet, l'État se désinvestit progressivement de tous les programmes de recherche, allégeant sans cesse le budget qui y est consacré. Il a dissocié les unités INSERM des CHU et laisse ainsi une brèche dans laquelle la *Pharma* s'est opportuné-ment engouffrée. Elle décide donc de qui elle va soigner et comment.

Alors de quelle façon pouvons-nous confier notre santé à une institution qui prétend nous soigner, lorsqu'elle nous a réduits à un vulgaire argument marketing ?

BIBLIOGRAPHIE

BARQUET P. 2009. Le plan marketing pharmaceutique, : https://fr.slideshare.net/PhilippeBarquet/le-plan-marketing-pharmaceutique.

CONSEIL DE L'ORDRE DES MÉDECINS. 2021. « Code de déontologie médicale », *Information du patient et Consentement du patient*, art.R.4127-35 et 36, figurant dans le Code de la Santé publique R.4127-1 à R.4127-112.

DMOS (Diverses Mesures d'Ordre Social), loi anti-cadeau du 27 janvier 1993..

INSERM. 2017. *Les essais cliniques (Recherches interventionnelles portant sur un produit de santé)*, 9/8/2017. Sur le site de République française : https://www.inserm.fr/nos-recherches/recherche-clinique/essais-cliniques-recherches-interventionnelles-portant-sur-produit-de-sante/

Le LEEM le 5/10/2021.

LE PETIT LAROUSSE. 1992. « *vaccin* », dictionnaire encyclopédique, Larousse, 1991, Paris.

PEZET J. 2022. Le groupe Pfizer a-t-il été condamné par le passé à des milliards de dollars d'amendes ?, *Libération*, CheckNews, 6 janvier.

MINISTÈRE DES SOLIDARITÉS ET DE LA SANTÉ. 2019. « Charte de l'information promotionnelle », publiée le 26/07/19 ou https://solidarites-sante.gouv.fr/ministere/acteurs/instances-rattachees/article/charte-de-l-information-promotionelle.

LA DÉMARCHE QUALITÉ : AVATAR DU CAPITALISME DE SURVEILLANCE DANS LE MONDE DU TRAVAIL

Première partie

Othman Ihrai[1]

La Démarche Qualité, comme objet politique et philosophique, s'inscrit dans le cadre de l'offensive idéologique néolibérale qui a laminé le monde du travail à partir de la fin des années 1980.

Libéré du contre-modèle soviétique et dopé par le développement des technologies de l'information et de la communication, le modèle libéral anglo-saxon a eu pour ambition de s'imposer comme l'horizon politique indépassable, la « fin de l'Histoire » comme le prophétisait Francis Fukuyama (1992).

Il est cocasse de relever que cette notion de « fin de l'histoire » était un clin d'œil conceptuel, dû à un conseiller de l'administration Reagan, à la théorie marxiste selon laquelle l'histoire doit se terminer par l'abolition du capitalisme et la naissance d'une société sans classe et donc sans guerre.

Durant cette période, tout en devenant hégémonique d'un point de vue politique et culturel, le capitalisme anglo-saxon a subi une mutation rapide.

Industriel d'un point de vue économique et libéral d'un point de vue politique, le capitalisme est devenu, en à peine plus d'une vingtaine d'années, économiquement financier, spéculatif et immatériel, et politiquement sécuritaire (pour répondre à la menace terroriste) et illibéral, voire autoritaire (pour répondre à la crise sanitaire).

---

[1] Othman Ihrai est docteur en droit, entrepreneur, écrivain et musicien (www.afrasonic.com). Depuis 2022, il anime le podcast de Philosophie « Homme de méninges ».

Contrôle de la qualité ou qualité du contrôle ?

Dans ce magma idéologique bouillonnent des concepts et un langage, une novlangue managériale qui affaiblit la pensée et par conséquent la contradiction. Cette novlangue a investi aussi bien les champs politique, économique que social.

Désormais, tout se manage avec pour seuls indicateurs la performance et la rentabilité. Pour mesurer ces indicateurs, seuls les chiffres comptent. Les mots, clés pourtant indispensables pour comprendre et se représenter le monde, sont domestiqués par l'idéologie néolibérale qui ambitionne de faire de son jargon la nouvelle langue officielle. Ce jargon, professionnel et sectoriel destiné aux managers du secteur privé, a pour spécificité d'atténuer voire de travestir le sens des mots pour occulter le fait qu'il place le quantitatif et la performance au centre de son algorithme.

Dans les champs économique et politique, par exemple, la baisse des dépenses publiques, donc des budgets destinés aux services publics et aux prestations sociales, est renommée Révision générale des politiques publiques, devenue encore moins intelligible via l'abréviation RGPP.

La novlangue managériale est emplie de concepts induisant l'action, pour donner l'illusion de la maîtrise du mouvement, mouvement censé suivre le sens de l'histoire dans sa recherche de cette pierre philosophale qu'est la réforme, qui transforme tout ce qu'elle touche en progrès. Dans le champ social, la Démarche Qualité est un exemple de la pénétration idéologique du monde du travail par la logique néolibérale. On y retrouve tous les fondamentaux : la Démarche qui induit l'idée d'action, et la Qualité synonyme de progrès.

En effet, cette démarche, ou plutôt la philosophie qui la guide, aurait vu le jour dans les usines Toyota, dans le Japon des années 1970-1980, à travers la théorisation de la méthode dite des 5 S : Seiri (trier), Seiton (ranger), Seiso (nettoyer), Seiketsu (ordonner), shitsuke (transmettre et s'impliquer pour faire respecter les quatre premiers principes). Destinée au monde ouvrier, cette philosophie s'est peu à peu imposée comme méthode de gestion des ressources, y compris dans le secteur des services, et bien au-delà des frontières du « pays du soleil levant ».

Plus qu'une démarche, dont le sens figuré est défini par le Larousse comme « une manière de conduire un raisonnement », la qualité est une vision du travail, du groupe, de l'économie et in fine un projet politique qui, précisément, laisse peu de place au raisonnement individuel. Dans le monde du travail, la Démarche Qualité n'est rien d'autre qu'une technique managériale censée répondre à un problème pratique de croissance. Ainsi, lorsque le marché n'est plus extensible, « la seule manière de faire des bénéfices est de diminuer le coût de production. [...] Pour y arriver, il faut optimaliser le travail. » (Philippart de Foy O., 2014, p. 1). Ce qui nous est présenté comme une révolution philoso-phique destinée à améliorer la productivité et le bien-être au travail (notamment en supprimant les tâches inutiles ou répétitives) est en fait la transformation politique des métiers en processus ; des processus standardisés au point d'automatiser les comportements humains au travail pour satisfaire un cadre défini désormais par des entités externes, lointaines et impersonnelles.

La Démarche Qualité génère de la norme, crée des standards de travail et attire dans le monde professionnel de nouveaux acteurs-décideurs ne jouissant d'aucune légitimité de terrain ou autorité naturelle (hiérarchique ou capitalistique) : les cabinets de consulting et les organismes de labellisation. Leur but est d'améliorer la performance pour optimiser les profits.

Cette nouvelle philosophie du travail, basée sur une mécanisation des comportements et sur une robotisation des raisonnements, accompagne la troisième révolution industrielle. L'époque dans laquelle s'inscrit cette révolution est marquée par de profonds bouleversements géostratégiques et techno-logiques : avènement progressif de la Chine comme hyper-puissance et affaiblissement des démocraties occidentales éreintées par des décennies de crise économique et de raréfaction du travail (notamment industriel), développement de la robotisation et de l'intelligence artificielle dans certains secteurs, l'humain devenant désuet, voire obsolète.

Dans ce contexte, la Démarche Qualité n'est pas une simple réponse technique et pragmatique à un problème managérial de gestion des ressources et de la production. C'est une volonté active de transformation des comportements au travail, qui s'inscrit dans un projet politique large, dans une idéologie que l'on peut définir comme un capitalisme de surveillance. Dès lors, nous sommes en droit de nous demander si l'objectif réel de la démarche n'est pas tant d'étoffer le contrôle de la qualité que de parfaire la qualité du contrôle.

Comme tout projet politique d'envergure, le capitalisme de surveillance a su asseoir sa conquête du pouvoir sur une hégémonie culturelle dont la première étape fut linguistique et sémantique. Ce système est d'autant plus puissant qu'il a su, en intégrant l'analyse d'Antonio Gramsci pour qui l'échec de la révolution socialiste était dû à l'emprise de la culture hégémonique bourgeoise sur le camp des travailleurs, devenir autoritaire sans le paraître, assujettir en donnant l'illusion de ne pas contraindre. Le parallèle avec la gestion de la crise sanitaire liée au Covid dans les démocraties occidentales est tentant.

La Boétie dans son Discours de la servitude volontaire prophétisait : « Pour que les hommes, tant qu'ils sont des hommes, se laissent assujettir, il faut de deux choses l'une : ou qu'ils y soient contraints, ou qu'ils soient trompés » (1576, p. 8).

Il est difficile d'identifier ce qui relèverait de la contrainte et ce qui relèverait de la tromperie, les deux étant souvent imbriquées dans un même système de domination. Néanmoins, la Démarche Qualité, si elle fait partie d'une stratégie d'ingénierie sociale plus générale participe à déposséder les classes productives du langage, les privant ainsi du sens donné au travail donc de leur savoir-faire et en bout de chaîne de leurs identités collectives.

Dépossession du langage et perte du sens

L'homme étant, selon Aristote, un animal à la fois social et politique, le langage a toujours été un champ de bataille idéologique. Le choix des mots utilisés et le sens qui leur est conféré ne sont pas dus au hasard. Ils sont le reflet des rapports sociaux et des rapports de domination qui structurent le groupe.

Selon Ferdinand de Saussure le signe linguistique est arbitraire. Le signifiant, l'image acoustique d'un signe, « est immotivé, c'est à dire arbitraire par rapport au signifié, avec lequel il n'a aucune attache naturelle dans la réalité ». Le signifiant ne relève donc jamais du libre choix du parlant qui n'a pas le pouvoir de le changer une fois établi dans un groupe linguistique. En conséquence, il est difficile et souvent inutile de tenter de créer de nouveaux mots pour décrire une réalité sociale. Si le signifiant n'est pas rattaché à un signifié, le groupe le reconnaîtra pour ce qu'il est : une simple image sonore dénuée de sémantique et donc de valeur conceptuelle. La novlangue managériale a été pensée en ce sens. Elle va s'abstenir de créer de nouveaux mots pour s'atteler à changer le sens de mots existants, en manipulant le signifié, c'est-à-dire le concept rattaché au signe qui est, selon de Saussure, la combinaison du concept et de son image acoustique.

Une fois reformaté par la novlangue, le mot va pouvoir faire application de sa fonction de vecteur idéologique. Il va produire le sens qu'on attend de lui en évitant soigneusement de faire preuve d'une trop grande clarté, ce afin de ne pas être saisi dans toutes ses nuances par le plus grand nombre. Il est difficile de porter la contradiction à quelque chose que l'on ne comprend pas ou mal : la Démarche n'en est pas une et la Qualité est un critère éminemment subjectif. Ces deux termes accolés ne produisent rien d'autre qu'un présupposé positif désincarné. La formule de Camus sur la clarté du langage résume merveilleusement les choses : « La logique du révolté est de s'efforcer au langage clair pour ne pas épaissir le mensonge universel » (1951, p. 384).

Rousseau relevait que « Les idées générales ne peuvent s'introduire dans l'esprit qu'à l'aide des mots » (1755, p. 191-192). Les mots sont donc là pour introduire les idées dans l'esprit, mais aussi pour les en extraire. En effet, les mots sont la condition de l'expression d'une pensée propre puisque « c'est le son articulé, le mot, qui seul nous offre une existence où l'externe et l'interne sont si intimement unis. Par conséquent, vouloir penser sans les mots, c'est une tentative insensée » (Hegel, 1897, p. 450).

Mais si les mots sont indispensables au développement de la pensée, de la conscience et donc de la liberté, ceux-ci ne sont pas pour autant neutres. Bien au contraire, ils sont toujours empreints d'un vernis politique. L'homme est un animal politique qui s'exprime à l'aide d'un idiome politique dans lequel « les concepts sont inclus dans les mots. Ils ont, le plus souvent, été élaborés par l'organisme social en vue d'un objet qui n'a rien de métaphysique. Pour les former, la société a découpé le réel selon ses besoins » (Bergson, 1934, p. 1292-1293).

Les sociétés humaines ayant le plus souvent été organisées selon des hiérarchies verticales, c'est la classe dominante et l'idéologie qu'elle déploie qui vont découper le réel selon ses besoins et forger la profondeur conceptuelle des mots. Le langage et la parole sont des outils de domination. Les maîtriser c'est détenir le pouvoir. Lors d'une discussion avec Socrate, Gorgias affirme la puissance sociale et politique de la parole qui permet de dominer y compris par-delà les privilèges. Il la définit comme le bien suprême « qui fait que les hommes sont libres eux-mêmes et en même temps qu'ils commandent aux autres dans leurs cités respectives » (Platon, 420-430 av. J.-C., 451 d-452).

Les impératifs de la Démarche Qualité pèsent désormais aussi bien sur les travailleurs que sur les patrons de TPE/PME et les décideurs ou responsables dans la fonction publique. Il n'est plus ici question de lutte des classes au sein de l'entreprise ou de l'administration puisque la contrainte vient d'ailleurs et s'impose à tous les acteurs : au travailleur dans l'évaluation quotidienne de son travail, au chef d'entreprise pour satisfaire aux cahiers des charges, aux administrations pour rentrer dans les clous de la bonne gouvernance. Tous les acteurs du monde du travail, quelle que soit leur place dans la hiérarchie, la subissent à plus ou moins grande échelle.

Aucun de ces acteurs ne pourra faire face à cette offensive sans au préalable reprendre le pouvoir sur les mots qui définissent la réalité du monde du travail. Il est indispensable pour ce faire, de collectivement se réapproprier le langage, se désintoxiquer de cette langue de bois (ou Novlangue managériale) disséquée avec talent par Franck Lepage (2019) : « la langue de bois est un langage que nous n'utilisons pas dans la vie courante [...], c'est une langue qui organise notre relation à des institutions [...], nos relations politiques [...] et nos rapports professionnels ».

Selon lui, la révolution néolibérale a entraîné une modification de la façon dont les travailleurs se représentent leurs métiers qui font l'objet d'une destruction objective. Cette modification de la représentation s'appuie sur le développement d'un nouveau vocabulaire destiné à empêcher de penser et donc d'agir.

Il dresse un parallèle intéressant avec l'œuvre de Georges Orwell, 1984, dans laquellel'instauration d'un régime autoritaire passe par l'annexion du vocabulaire et la suppressiondes mots négatifs : « quand on ne dispose plus que de mots positifs, on ne peut pas penser négativement le capitalisme et donc la contradiction ; quand le capitalisme s'appelle développement, quand la répression s'appelle vivre-ensemble [...], quand la productivité s'appelle démarche qualité », les acteurs se retrouvent conceptuellement démunis. Et Lepage (2019) de conclure : « Il est possible de se battre contre un excès de productivité, mais pas contre un excès de qualité ». La colonisation du langage est donc le premier levier de domination idéologique. Dépossédés des mots, les travailleurs sont privés du sens à donner à leur travail et du sens que leur travail donne à leur vie.

Par le remodelage du langage, le capitalisme contemporain transforme toutes les disciplines professionnelles en pseudo sciences dures qui répondraient à des règles d'interprétation strictes, soumises à une expertise externe pointue, comme si elles étaient observateurs-indépendantes selon l'expression de John Searle.

La Démarche Qualité est à mettre en parallèle avec la réflexion déployée par Martin Heidegger (1990) dans L'Affaire de la pensée. Le philosophe anticipe une disparition de la pensée sous sa forme philosophique et métaphysique, la décomposition de la philosophie et l'avènement de la cybernétique.

Heidegger définit la cybernétique comme « une théorie qui a pour objet la prise en main de la planification possible et de l'organisation du travail ». Cette théorie définit un processus d'unification « purement technique et sans interrogation sur les fondements », se contentant de définir des modèles opératoires, hermétiques à la réflexion relative au fondement, à la cause ou à l'effet des choses.

Ainsi, la vérité cybernétique découle-t-elle de la capacité à répéter de façon strictement concordante la même expérience autant de fois que souhaité. Dans le monde cybernétique, la vérité a pour corollaire la répétition à l'identique et donc la standardisation dans un monde robotisé.

La Démarche Qualité, en cela qu'elle colonise les mots sans donner de sens clair et tangible aux concepts, participe d'une profonde déshumanisation du monde du travail.

Le monde du travail cybernétique est froid et silencieux, peuplé d'automates qui ont renoncé à penser le travail comme activité humaine, intellectuelle et pratique, comme philosophie et comme lien social et politique. Ces automates ultra-spécialisés dans des tâches dont ils ne perçoivent pas l'utilité, car ils ne sont plus en mesure de les situer dans un ensemble créateur de valeurs (économique, mais aussi humaine), n'ont plus vocation qu'à appliquer des protocoles, suivre des chaînes d'instructions du type IFTTT (IF This, Then That – Si ceci, alors cela).

Le monde contemporain est, désormais, prêt à basculer dans la science-fiction : après des décennies passées à concevoir des robots singeant les hommes, voici que l'on demande aux hommes de singer les robots au travail, en attendant que l'intelligence artificielle les exclut définitivement du monde de la production, les désignant comme ressource obsolète affectant la Qualité. Heidegger émettait tout de même une réserve : « seul l'homme qui s'entend comme être historique et libre fait momentanément obstacle à la pleine extension du mode de pensée cybernétique » (Heidegger., *op. cit.*, p. 17).

Mais pour demeurer un être historique et libre, l'homme doit encore être capable de mettre en œuvre son intelligence et d'insérer celle-ci dans une dynamique collective productive.

BIBLIOGRAPHIE

BERGSON H. 1934. *La pensée et le mouvement*, Paris, PUF, 1963.

CAMUS A., 1951. *L'homme révolté*, Paris, Gallimard, 1985.

FERDINAND De SAUSSURE, 1969, *Cours de linguistique générale*, éd. critique préparée par Tullio de Mauro, Grande Bibliothèque Payot, 1997, p269.

FUKUYAMA F. 1992. *La fin de l'histoire et le dernier homme*, Paris, Flammarion, 2009.

HEGEL G. F. 1897, *Philosophie de l'esprit*, traduction de A. Vera, HardPress Publishing, 2019.

HEIDEGGER M. 1990. *L'affaire de la pensée, pour aborder la question de la détermination*,

Trans Europ Repress, Sciences humaines et sociales, 12 mars 2003.

LA BOÉTIE E. 1576. *Discours de la servitude volontaire*, Publié par et disponible sur : http://www.singulier.eu, PDF, 19 p.

LEPAGE F. 2019. « *Introduction aux ateliers de désintox de la langue de bois* » – https://www.youtube.com/ watch ? v=_guFaiIy8K8).

PHILIPPART de FOY O., 7-02-2014, « *La démarche qualité, une marche arrière ?* », https://www.econospheres.be/La-demarche-qualite-une-marche

PLATON, 420-430 av. J.-C. Gorgias, Paris, Flammarion, 1967. http://classiques.uqac.ca/ classiques/platon/Gorgias/platogor.pdf

ROUSSEAU J. J., 1755. *Discours sur l'origine et les fondements de l'inégalité parmi les hommes*, Paris, Garnier-Flammarion, 1971.

LA DÉMARCHE QUALITÉ : AVATAR DU CAPITALISME DE SURVEILLANCE DANS LE MONDE DU TRAVAIL

Deuxième partie

Othman Ihrai[1]

Dépossession du savoir-faire et perte de l'identité collective

Le travail est d'abord la mise en œuvre de l'intelligence. Selon Karl Marx, « [...] ce qui distingue dès l'abord le plus mauvais architecte de l'abeille la plus experte, c'est qu'il a construit la cellule dans sa tête avant de la construire dans la ruche. Le résultat auquel le travail aboutit, préexiste idéalement dans l'imagination du travailleur. Ce n'est pas qu'il opère seulement un changement de forme dans les matières naturelles ; il y réalise du même coup son propre but dont il a conscience, qui détermine comme loi son mode d'action, et auquel il doit subordonner sa volonté » (1875, p. 130-140).

Or, la Démarche Qualité ou plutôt son application, consiste à ne plus faire appel à l'imagination, à l'intelligence du travailleur. Face à un protocole, il n'est pas demandé de réfléchir pour s'adapter à l'imprévisibilité du réel, mais d'appliquer. La définition de ces chaînes d'instructions que sont les protocoles est totalement déconnectée des réalités humaines et pratiques du terrain. Le protocole est un des dogmes du capitalisme de surveillance. Son respect donne droit à un label, gage de qualité.

Le protocole, socle de la Démarche Qualité, est défini en amont par des entités étrangères à la pratique du métier et contrôlé en aval par des entités du même ordre. Son application induit une perte de souveraineté du

[1] Othman Ihrai est docteur en droit, entrepreneur, écrivain et musicien (www.afrasonic.com). Depuis 2022, il anime le podcast de Philosophie « Homme de méninges ».

travailleur sur sa profession. Celui-ci n'est plus considéré comme un homme de l'art, mais comme un sujet soumis à une autorité souveraine. Cette perte d'autonomie, d'indépendance conceptuelle et pratique, acte la dépossession du savoir-faire réduisant les travailleurs à de simples automates interchangeables qui vont s'atteler à faire sans savoir. Le travailleur n'est donc plus considéré dans le monde du travail, comme une personne, mais comme un rouage, car comme le disait Durkheim « Être une personne, c'est être une source autonome d'action » (1893, p. 399-400).

La perte d'autonomie du travailleur est fondée sur une erreur théorique dans l'appréhension du travail et sa gestion quotidienne : la négation de l'imprévu. Or, l'imprévisibilité de l'activité humaine, y compris quand celle-ci interagit avec des machines, est une réalité que seules perçoivent les personnes devant gérer le concret des choses.

La capacité à gérer l'imprévu est un facteur de développement personnel, de progression du collectif, d'approfondissement de la connaissance, du savoir-faire et en bout de chaîne de l'intelligence théorique et pratique aussi bien individuelle que collective. La perception du travail comme un algorithme, comme une mécanique automatisable, est un fantasme technocratique.

La définition standardisée de la Qualité objective le travail. Cette objectivation dévalorise ce dernier et fait perdre au travailleur toute estime de soi, perte participant à l'accroissement de la souffrance au travail.

Le travail doit être source d'estime de soi et de bonheur. Selon Kant, « La nature semble même avoir trouvé du plaisir à être la plus économe possible, elle a mesuré la dotation animale des hommes si court et si juste pour les besoins si grands d'une existence commençante, que c'est comme si elle voulait que l'homme dût parvenir par son travail à s'élever de la plus grande rudesse d'autrefois à la plus grande habilité, à la perfection intérieure de son mode de penser et par là (autant qu'il est possible sur terre) au bonheur, et qu'il dût ainsi en avoir tout seul le mérite et n'en être redevable qu'à lui-même ; c'est aussi comme si elle tenait plus à ce qu'il parvînt à l'estime raisonnable de soi qu'au bien-être » (Kant, 1789, p. 12-13).

En privant le travailleur de l'estime de soi et de son savoir-faire, composantes structurelles de l'identité individuelle, le capitalisme de surveillance le prive de la perception de son intégration dans un collectif avec lequel il partage des intérêts qui l'encourageraient à structurer une réponse collective à l'agression néolibérale. Franck Lepage (2019) a très bien résumé la stratégie mise en place dans le monde du travail : « Le grand enjeu du capitalisme dans sa version excessivement néolibérale, c'est notamment de détruire le syndicalisme à travers la destruction des métiers. Les métiers sont des savoir-faire qui doivent être remplacés par des compétences qui sont du savoir-être ».

L'offensive contre le savoir-faire, contre cette forme structurante de l'identité qu'est le métier, est une offensive qui a pour but de faciliter et d'étendre l'individualisation des relations de travail. Les nouveaux modèles de gestion des ressources humaines poussent d'ailleurs en ce sens : extension permanente du domaine de l'intérim, sous prétexte de flexibilité, et transformation du salariat en prestation de service (Uberisation), sous prétexte de liberté.

Par la transformation structurelle du monde du travail dans laquelle la manipulation des mots et de leurs sens crée une forme de dissonance cognitive chez les travailleurs, le système néolibéral est devenu un vecteur d'entropie, rendant complexe toute forme d'organisation collective. Le recul du nombre de salariés syndiqués en France, pays à la culture politique ancrée et très attaché à la notion d'égalité, est parlant.

L'entropie créée par la gestion néolibérale du monde du travail est devenue structurelle : « L'approche des organisations doit s'inscrire impérativement dans une perspective évolutive de nos comportements et avoir la conviction que l'homme est en capacité de réguler ses désordres. Nous sommes actuellement, et plus que jamais, bien que le phénomène ne soit pas nouveau, dans un conflit entre l'évolution de l'organisation économique et celle des relations humaines. Le fait est patent dans nos entreprises, où, en apportant la cause de leur mal-être sur leur lieu de travail, les hommes et les femmes se prêtent à un déterminisme qui les pousse toujours plus vers un repli sur eux-mêmes et à la résignation » (Masclet, 2010, p. 22).

Or, l'individu est une abstraction politique n'ayant aucune emprise sur le réel. Le parallèle peut être ici fait avec la gestion de la crise sanitaire qui n'a fait l'objet en France, en dépit de mesures réellement liberticides, d'aucune opposition efficace en raison du manque de structuration de la réponse qui, le plus souvent, a été individuelle (non-respect de telle ou telle mesure) et très rarement collective (grève, blocage...). Le collectif structure l'opposition par le concept, créateur du lien entre les individus, et par l'action qui est sa mise en mouvement là où l'individu perçoit les rapports dans le monde du travail sous le prisme de la relation.

Proudhon a mis en évidence cette dimension collective inhérente au monde du travail en développant la théorie des forces collectives, résumée par la parabole de la construction de l'obélisque de Louxor (1840). La question qu'il pose est très éclairante : un ouvrier seul peut-il en deux cents heures accomplir la même tâche que celle réalisée par deux cents ouvriers en une heure ? La réponse est bien évidemment négative. Ainsi, lorsque le capitaliste rémunère les ouvriers un par un, il évite soigneusement de rémunérer aussi la force collective qui résulte de la combinaison des efforts et de leur coordination, condition de la productivité à grande échelle. La coopération dans l'interdépendance est le fonctionnement normal des collectivités humaines productives. Or, en niant la dimension collective du travail et en rémunérant celui-ci sur une base individuelle, le capitalisme spolie les travailleurs du surplus dégagé par leur aptitude à créer ensemble.

Le capitalisme a basé son offensive idéologique sur la dissolution de toutes les digues pouvantfreiner son ascension triomphante. La pensée de Marx et Engels, développée dans le Manifeste du parti communiste, demeure d'actualité pour décrire le capitalisme de surveillance et sa stratégie de domination : « Tous les liens variés qui unissent l'homme féodal à ses supérieurs naturels, la bourgeoisie les a brisés sans pitié pour ne laisser subsister d'autre lien entre l'homme et l'homme que le froid intérêt et les dures exigences du paiement au comptant. Elle a noyé les frissons sacrés de l'extase religieuse, de l'enthousiasme chevaleresque et de la sentimentalité petite-bourgeoise dans les eaux glacées du calcul égoïste. Elle a supprimé la dignité de l'individu devenu simple valeur d'échange [...] et dépouillé de leur auréole toutes les activités considérées jusqu'alors avec un saint respect comme vénérables » (1848, p. 34).

Conclusion

La Démarche Qualité, est un des marqueurs de la dérive autoritaire du capitalisme contemporain. Par sa novlangue, celui-ci tente de masquer sa verticalité et son projet politique illibéral. Il installe une société du contrôle de manière panoptique, comme aurait pu l'analyser Bentham : « La signification du "panoptisme" est immédiatement suggérée par la construction du terme par Bentham. L'étymologie grecque traduit l'idée de voir partout. Il s'agit de tout connaître et tout enregistrer des activités de certaines personnes. Se sachant susceptibles d'être observées, celles-ci sont soumises à un contrôle permanent dans ses effets, même s'il n'est pas effectivement exercé à chaque instant. Elles sont automatiquement détournées des actions susceptibles de déplaire au surveillant et d'appeler sa sanction. D'où l'efficacité exceptionnelle du dispositif [...] Dès lors que l'on entend orienter le comportement d'un certain nombre d'individus tout en associant un principe d'économie et un principe de sécurité, le dispositif panoptique semble s'imposer [...] Le dispositif panoptique permet en effet de minimiser l'exercice effectif du contrôle tout en maximisant la conscience de ce contrôle » (G. Tusseau, 2004, p. 5-6).

La crise sanitaire n'a agi que comme un accélérateur : assignation à résidence, QR codes, Pass, suspension de salaires pour les réfractaires, le crédit social a fait sa première apparition dans notre quotidien en 2020. Pour éviter que ces dispositifs ne se pérennisent dans la boite à outils des gouvernants, les citoyens doivent donc s'atteler à refaire de la politique, à retisser philosophiquement un lien social fonctionnel pour recréer de la conscience de soi. Cette conscience n'étant pas un réflexe, elle doit être reconstruite par le logos qui va révéler l'objectivité et la réalité des liens unissant les individus, dans le monde du travail notamment. Pour ce faire, il est impératif que la souveraineté linguistique revienne aux acteurs de terrain, que les mots qui décrivent la réalité du travail appartiennent aux travailleurs et non aux cabinets de consulting.

Toutefois, le premier obstacle à contourner n'est même pas imposé par le capitalisme contemporain. Il est inhérent à l'homme, à la paresse qui lui fait désirer l'irresponsabilité et l'accoutume à la contrainte ; ce désir qui face à l'apparition d'un virus nouveau a fait renoncer la plupart d'entre nous à de précieuses libertés au profit d'une sécurité fantasmée.

BIBLIOGRAPHIE

DURKHEIM D. 1893. *De la division du travail*, Paris, PUF, 2013.

KANT E. 1789. *Idée d'une histoire universelle au point de vue cosmopolitisme*, Paris, Bordas, 1981.

LEPAGE F. 2019. *Introduction aux ateliers de désintoxe de la langue de bois*, https://www.youtube.com/ watch ? v=_guFaiIy8K8.

MARX K., ENGELS F. 1848. *Manifeste du parti communiste*, in *Œuvres 1*, Économie I,1963.

MARX K. 1875. *Le Capital*, Paris, Ed. Sociales, 1950. https://gallica.bnf.fr/ark:/12148/bpt6k1232830/f1n351.pdf.

MASCLET G. 2010 : « Entre chaos et entropie : une solution à la crise ? », *Le Journal des psychologues*, n° 283, p. 22-25.

https://www.cairn.info/revue-le-journal-des-psychologues-2010-10-page-22.htm>

PROUDHON P.J. 1840. *Qu'est-ce que la propriété, 1er mémoire sur la propriété et le droit*, 1873. https://gallica.bnf.fr/ark:/12148/bpt6k111212d/f2.item.texteImage>

TUSSEAU G. 2004. « Sur le panoptisme de Jeremy Bentham », *Revue française d'Histoire des Idées Politiques*, n° 19, p. 3-38.

CHAPITRE 3

APPROCHE CLINIQUE DU COLLECTIF ET LOGIQUE DU « CAS PAR CAS »

UNE INSTITUTION DANS LA RÉVOLUTION NÉO-LIBÉRALE ET SES EFFETS SUR LE COLLECTIF

Françoise Lautridou[1]

Première époque : la genèse

Je suis une professionnelle de santé. Plus précisément, j'exerce le métier d'ergothérapeute. Ergothérapie veut dire, thérapie par l'activité. J'ai découvert cette profession lorsque ma mère, travaillant dans un centre de rééducation, ramenait des poteries « réalisées en ergothérapie », disait-elle. Quel était donc ce lieu de soin dans un centre de rééducation où l'on fabriquait ces objets ? J'aime les interstices, *les entre-deux*. J'aime ce qui fait pont. Ce goût m'a conduite à me diriger vers ce métier et à l'exercer dans un foyer de vie pour adultes handicapés : un pied dans le fonctionnel et l'autre dans le psychique. Le corps avec l'esprit, l'un avec l'autre et l'activité comme lien.

Mon métier reposait sur trois termes : activité, indépendance, autonomie. Permettre à ces adultes empêchés dans leur corps, souvent inhibés dans leurs activités, de prendre confiance, de trouver les moyens d'agir. Pour la plupart, ces jeunes adultes, tout frais sortis d'un CEM[2], découvraient leur nouvelle vie d'adulte. Ce foyer, tout neuf, ouvrait ses portes. Nous, salariés, sous la houlette du directeur, et avec les habitants du foyer avions à « inventer » ce que serait ce lieu. Le directeur du foyer avait d'abord été professionnel de terrain. Il avait pratiqué la relation avec les enfants, les familles, ses collègues. En un mot, il dirigeait en connaissance de cause. Le projet du foyer était soutenu par des valeurs

[1] Françoise Lautridou est ergothérapeute, exerçant dans un foyer pour adultes handicapés et dans un IME. Elle est membre de l'Ecole Psychanalytique de Bretagne. Publications dans le courrier de l'EPB « *An Treizh* » et sur le site de l'Ecole Psychanalytique de Bretagne. Elle participe au Comité local breton de l'Appel des Appels dont elle est une des initiatrices.

[2] CEM : Centre d'Education Motrice. L'appellation est devenue IEM au début du XXIe siècle.

rassemblées sous des termes « volonté de citoyenneté, respect de la personne, reconnaissance du statut d'adulte ». Mes valeurs et celles de mon métier s'inscrivaient dans celles du foyer. Nous travaillions alors en synergie.

L'organisation de l'équipe présentait une architecture verticale bien nette. La *première marche* était constituée par les 2 équipes éducatives composées d'aides médico-psychologiques et d'aides-soignants. Chaque équipe avait sa réunion, animée par un éducateur spécialisé. La *deuxième marche* était constituée de l'équipe paramédicale, les éducateurs, l'animateur. Ensuite venait le psychologue, ayant une fonction de cadre technique et le directeur. Le directeur faisait le lien entre les orientations de l'association, les exigences légales, le travail d'équipe et le projet du foyer.

Une réunion de coordination avait lieu et rassemblait régulièrement les différents professionnels paramédicaux et éducatifs (seuls, ceux de la 2e marche), ainsi que le psychologue, sous la responsabilité du directeur. Cette réunion avait plusieurs fonctions : nouage entre les pôles médical et social, rôle organisationnel, rôle informatif et consultatif, le directeur s'appuyant sur les avis des professionnels pour certaines décisions.

Outre cette organisation pyramidale, une organisation horizontale était présente. La réunion d'élaboration du « projet personnalisé », mais aussi les outils d'information que chacun pouvait alimenter, tel le bulletin d'information hebdomadaire et les échanges informels, faisaient exister cette organisation.

La réunion de préparation du « projet personnalisé » rassemblait les professionnels autour de l'accompagnement d'un résident[3]. Pour que cette réunion ait lieu, il fallait que tous y soient. Si quelqu'un était absent, alors la réunion était reportée.

Chaque professionnel était convoqué à sa place. La question de la reconnaissance dans la fonction ne se posait pas. Elle ne se posait pas, parce qu'il y avait un cadre, le directeur en était le garant. Il faisait intervenir chacun en fonction de son métier. Ceci est à relativiser, car certains professionnels se considérant au bas de la pyramide pouvaient exprimer une insatisfaction. D'ailleurs, la légitimité des représentants était parfois posée. Les éducateurs questionnaient leur rôle de repré-sentants des équipes éducatives. Le kinésithérapeute et l'ergothérapeute qui se

---

[3] C'est le terme utilisé pour nommer les personnes hébergées dans le foyer.

référaient aux prescriptions de médecine physique pouvaient faire l'objet de critiques du fait de l'écart entre la réponse et l'attendu de certains professionnels.

Du côté de la verticalité effectivement, il pouvait y avoir une certaine condescendance. L'un des attributs de cette condescendance était la prétention à la rationalité, du côté du médical. En effet, les professions médicales et paramédicales sont adossées aux sciences formelles et prétendent à l'objectivité. La culture éducative plonge ses racines dans les sciences humaines et sociales, l'objectivité pas sans la subjectivité. Les positions des uns et des autres pouvaient être fermes et nécessiter discussions allant parfois au conflit produisant du différend. Dans la pratique quotidienne, la théorie est à réaménager à l'aune de la singularité des situations rencontrées. La tension entre théorie et pratique est une des dialectiques avec laquelle nous avons eu à faire, aussi bien individuellement que collectivement.

Mais ces critiques étaient aussi à entendre du côté d'une attente que la réponse « colle » à la demande sans écart engendrant forcément de l'insatisfaction.

Du côté de l'institution, le transfert envers des « maîtres » était entretenu. Ceci nous donnait des références communes qui faisaient partie du liant du collectif.

Dans cet exercice professionnel, j'ai appris que la représentation que se font les autres de mon métier n'est pas partagée et profondément liée à des coordonnées subjectives. J'ai compris que l'on attribue au médecin un savoir et qu'il est nécessaire d'accepter de jouer le jeu. J'y ai aussi appris ce que sont les projections, les représentations, comment parfois elles vous dépouillent d'une légitimité, parfois elles vous renvoient comme un miroir vos égarements. J'ai mesuré les effets du transfert qui facilite au contraire, la prise en compte de votre parole. Enfin, j'y ai appris les tenants et aboutissants d'une relation humaine, dans une équipe pluridisciplinaire et ce qu'il en est de la subjectivité, mais aussi ce que sont les phénomènes de foule (Freud, 2014) et les effets de la pulsion de mort.

Les établissements médico-sociaux marchent *sur deux jambes*: le médical, le social. Les paramédicaux formaient un groupe bien séparé des équipes éducatives. Ces dernières se définissaient comme « l'équipe », se représentant comme un tout, les autres professionnels étant mis du côté de l'altérité, qui pour certains étaient radicale. On pourrait parler de représentation sphérique plutôt que torique pour reprendre les modèles topologiques lacaniens (Lacan, 2020).

Le collectif, défini par le terme « équipe », venait en nommer l'appartenance ou non. Elle pointait l'endroit d'une division. Il y avait certainement un point d'achoppement qu'il était utile d'entendre et de manier avec quelque prudence pour ne pas créer de difficultés. Ces difficultés existaient malgré tout, comme je l'ai déjà indiqué. Elles pouvaient notamment s'entendre dans l'écart entre paramédical et éducatif et les critiques que chacune des corporations pouvait porter à l'autre. On pourrait dire que le paramédical venait faire une entame du côté éducatif et inversement.

Les différents temps de l'institution faisaient *tenir l'ensemble en un collectif.* Le directeur en place de « au moins un » permettait que le collectif ait une dimension d'« incomplétude et de consistance », il était en quelque sorte le chef d'orchestre pour qu'une relative harmonie puisse s'entendre (Lebrun, 2008).

Le secret médical était strictement respecté. Il prenait d'ailleurs une dimension une peu trop dogmatique. La notion de secret partagé commençait tout juste à émerger.

Avec le recul, il me semble que les limites étaient parfois trop strictes, trop marquées. Plutôt que de faciliter la collaboration et les échanges, elles venaient marquer une certaine attitude défensive.

2e époque : la colonisation

La loi 2002 rénovant l'action sociale et médico-sociale était passée par là, pour organiser et imposer un certain nombre d'outils ayant pour objectif le respect des droits des « usagers ». Lorsque j'y lisais le terme « prestations », je m'interrogeais sur la façon dont mon rôle de thérapeute pouvait s'arranger avec cette notion. Un autre point m'avait surprise : « le droit à l'autonomie ». En effet, je m'étais souvent intéressée à ce concept, important dans mon métier. Ma formation et mon intérêt faisant place aux apports de la psychanalyse[4], je liais ce concept à ceux de subjectivité et de désir. Je considérais que ma posture professionnelle pouvait aider ou

[4] L'enseignement de concepts psychanalytiques n'est plus intégré aux études d'ergothérapie depuis une dizaine d'années.

non à cette prise d'autonomie pour le résident. Je faisais l'hypothèse que beaucoup de ces résidents atteints de handicap étaient englués dans un rapport à l'Autre (Chemama, Vandermersch, 1998, p. 39) dans lequel venait se mêler leur rapport au handicap, mais surtout le rapport des autres à leur handicap, en particulier les premiers autres (les parents). Vu sous cet angle, l'autonomie ne pouvait se penser comme un droit, mais avec leur histoire, leur difficulté à construire leur subjectivité, la façon dont ils peuvent être « infantilisés », ou se mettre en position d'objet, seule façon pour eux de se sentir aimés. La relation que nous autres professionnels, entretenons avec ces adultes handicapés vulnérables, peut prendre différents aspects. Du côté du professionnel, rôle maternel, rôle de censeur, du côté du résident, rôle d'enfant, position d'objet ou identification... Le concept d'autonomie m'engageait à penser ma posture du côté du savoir être, du savoir de l'être au-delà du savoir-faire. Je faisais l'hypothèse de l'existence d'un inconscient.

D'autres lois étaient en préparation, la loi 2005 et le « droit à la compensation ». Cette loi a eu une grande influence dans mon métier, eu égard au développement des « aides techniques à la compensation ». La vente des aides techniques est devenue un commerce comme un autre, facilement accessible pour chacun dans les magasins ou les sites internet spécialisés. Alors que nous étions reconnus comme les spécialistes du conseil en aides techniques et de l'adaptation, cette nouvelle donne a nécessité un repositionnement professionnel qui n'est pas sans intérêt. Ces aides techniques sont à la fois des outils d'aide précieux, mais aussi des objets pris dans une économie de marché aussi bien que dans une économie psychique de la relation à l'objet.

Durant cette période, à la demande des organismes de tutelle (réduire le nombre d'interlocuteurs dans le médico-social), l'association qui gérait l'établissement a été reprise par un autre organisme, sur fond de réorganisation de services au niveau départemental nécessitant de placer du personnel « en trop ».

Le changement de direction a suivi le départ d'anciens et l'arrivée de nouveaux salariés dans le cadre de ces réorganisations extérieures au foyer. Une partie de ces nouveaux salariés a intégré l'équipe de coordination. Ils étaient de métiers différents, mais l'appellation « coordi-nateur » a permis de structurer l'organisation, non plus en fonction des qualifications, mais de critères plus subjectifs. Le projet d'effacer la différence entre les fonctions serait-il à l'origine de cette nouvelle appellation ? Avec le départ de paramédicaux, l'équipe paramédicale s'est réduite à un professionnel et un coordinateur à temps partiel. L'ancienne division médical/social a été effacée. Une autre division est apparue : directeur et coordinateurs/équipe (aides-soignants, AES[5], ergothérapeute)

Les représentations et les valeurs attachées aux fonctions ont valsé. Autant dire que l'organisation d'un point de vue symbolique a été mise à mal. Ces nouveaux salariés nommés « coordinateurs », pouvaient se dédouaner d'avoir à faire avec la culture du lieu et imposer aux autres salariés leur propre vision. La discussion en était alors réduite. Visiblement, en nommant les nouveaux salariés aux postes de coordinateurs, le projet était de modifier la culture existante sans prendre en compte l'histoire et les pratiques ni les valeurs fondatrices de cette institution. Sans, non plus, entendre ce qui se jouait dans les rapports humains : rapports de pouvoirs, plainte hystérique, identifications, refoulement, divisions, circulation de la parole, autorité dans la fonction… ce que sont les coordonnées du travail en équipe, ses difficultés, sa richesse.

Nous avions bien compris que nous ne pouvions plus faire valoir nos références passées.

Une partie du personnel s'est ralliée facilement à ce changement, il s'agissait plutôt de ceux de « la première marche ».

C'est en faisant un détour par Freud et sa « Psychologie des foules » que l'on peut penser cette nouvelle organisation : « l'individu abandonne son idéal du moi et l'échange contre l'Idéal de la masse incarné dans le guide » (Freud, 2014, p. 144). Il est probable que pour certains salariés, par le passé, l'Idéal du moi était déjà incarné dans la figure du directeur. Mais le directeur était en capacité d'occuper la place sans l'incarner et jouait suffisamment son rôle de Tiers.

Le nouveau directeur s'appuyait principalement sur un éducateur pour exercer son rôle. Celui-ci venant alors, dans les faits, prendre une place de responsable de service, bousculant une fois de plus les repères symboliques en niant la différence de la part médicale qui ne pouvait relever de la responsabilité éducative, puisqu'elle se réfère d'un point de vue fonctionnel au médecin. Dans cette nouvelle organisation, le directeur n'était plus garant du cadre comme par le passé. A-t-il lui-même voulu incarner la loi ? Il avait pris la tenue du chef d'orchestre sans en occuper la

---

[5] Accompagnant éducatif et social, profession anciennement Aide Médico-Psychologique.

place. Jean-Pierre Lebrun nomme la place du « chef », le « au moins un ». Ce « au moins un » fait référence aux formules de la sexuation proposées par Lacan dans le séminaire « Encore » (Lebrun, 2008). Un déni de la castration symbolique sous-tendait le discours à l'origine de l'organisation, probablement « autorisé » par le discours capitaliste (Lacan, 1972, p. 32-55). Ce discours véhicule un vocabulaire, des concepts, des pratiques et intègre notamment l'influence des techniques de manage-ment d'entreprises, la notion de réduction des coûts, l'application de directives diverses en vigueur, teintées de néolibéralisme (Stiegler, 2019, mais aussi Garnier, 2023, p. 18). Il s'accompagne d'un abrasement de l'autorité dont la conséquence est l'évacuation de l'altérité.

En pratique, il y a eu tentative d'abolition du « au moins un » *en place d'exception*. La reconnaissance de l'altérité elle-même tributaire de cet « au moins un » s'en est trouvée niée. Les effets en ont été une mise à l'écart de personnels qui a pris différentes formes : tous les coordinateurs sont partis, les conflits entre personnes ont été traités par une réponse disciplinaire. Certains professionnels ont été mis hors champ.

Pendant ce temps, un réseau d'ordinateurs et de tablettes était déployé. Les transmissions jusqu'alors écrites se sont informatisées, évolution qui a suscité l'idée que l'information réduite à de la communi-cation allait permettre d'éviter les pertes.

Dans ce contexte, j'ai pu constater rapidement la difficulté des collègues à m'adresser des demandes. Les fonctionnements collectifs et défensifs se sont accrus. Dans certaines équipes, la parole était détenue par des leaders sans qu'il y ait de discussion possible, ceci avec l'assenti-ment de la hiérarchie présente aux réunions. Il est à noter que ces leaders ont eux-mêmes fini par partir, tout comme les coordinateurs. Probablement que cette place imaginaire n'est pas très confortable.

Vers la fin de la période, la mission du directeur change. Il prend la direction d'un 2e foyer. À partir de ce moment, il n'est plus dans les réunions d'équipe, au bénéfice du fonctionnement. Un responsable de service est nommé. Progressivement, il n'interviendra que ponctuellement sur les réunions d'équipe pour des informations ou des prises de décision. Ce fonctionnement participe à l'apaisement des relations de travail. Le directeur n'ayant plus cette place de chef d'orchestre qu'il avait auparavant lors de la « genèse », les relations entre professionnels sont à la discrétion de chacun. Idéalement, on pourrait penser qu'il y a une plus grande place à l'autonomie. Dans les faits, les rapports de force se renforcent. La place de l'altérité n'est pas préservée, rendant les relations plus fragiles. Chacun se protège. Les phénomènes de groupes se renforcent, prenant l'aspect d'une foule tel que le décrit Michel Villand quand il évoque une « contagion psychique » (2011, p. 117). La limite n'étant pas précisée, chacun a à se la construire. C'est là qu'est l'écueil. En effet, le discours néolibéral tend à nous faire entendre que nous pourrions nous passer des limites. La tentative est grande alors de faire comme s'il n'y en avait pas. Ceci augure mal d'un travail en équipe. Le risque est alors de travailler les uns à côté des autres, d'être dans l'évitement d'une conflictualité. Pour définir la place de chacun, il est nécessaire de poser des mots. Éviter de poser des mots, c'est éviter de poser une limite. *Sans limite, chacun devient remplaçable, polyvalent*[6].

Yves Génin, psychiatre et psychanalyste, décrit les effets de l'image du corps handicapé pour le soigné et ses effets sur le soignant. Chez le soigné, la demande d'attention, de présence, d'aide peut être incessante renvoyant le soignant à une impuissance à laquelle il va réagir de différentes manières : par de la dépression, un sentiment de toute-puissance, la haine de l'autre handicapé, voir la phobie. Ces effets sont à la fois niés par les directions, car ils sont bien loin des injonctions de performance attendues, et par les soignants eux-mêmes (Génin, 1992, p. 24).

Au fil du temps, plusieurs éléments ont contribué à mettre du tiers. L'organisation des instances représentant le personnel a changé : les réunions avec le directeur se sont faites à l'extérieur du foyer avec des représentants de plusieurs établissements. Des situations conflictuelles ont été présentées au conseil de prud'hommes, au CSSCT[7], à l'inspection du travail.

La confrontation à la réalité est un des points qui permet de remettre du collectif. Comme dit Edouard Glissant « la seule transcendance possible à l'heure actuelle est celle de la relation » (Glissant & Noudelmann, 2018, p. 36). Lorsque nous sommes confrontés aux difficultés concrètes de travail dans le souci des sujets dont nous avons la charge, nous sommes obligés de compter les uns sur les autres.

---

[6] Au sujet de l'irremplaçabilité voir Cynthia Fleury, 2015, *Les irremplaçables*.

[7] Commission Santé, Sécurité et Conditions de Travail.

Stratégies de résistance

Pour traverser cette période, il m'a fallu mettre en œuvre des stratégies de résistance. J'ai dégagé du temps pour faire une formation, puis j'ai démissionné pour ne garder qu'un temps partiel afin qu'une collègue puisse me rejoindre. J'ai intégré un groupe de réflexion sur le lien social dans une association psychanalytique et pu m'appuyer sur des élaborations théoriques afin de comprendre le fonctionnement de l'institution et pouvoir m'y situer, voire m'en dégager.

Je n'ai pas perdu de vue le service que j'avais à rendre aux sujets dont j'avais à prendre soin, mais j'ai réorienté mes priorités : d'abord répondre aux difficultés rencontrées par les équipes dans leur travail quotidien auprès des résidents afin de me faire leur alliée, au risque de parfois me faire instrumentaliser. J'ai évité de me mettre en opposition lorsqu'il y avait un groupe, mais j'ai fait confiance à la parole. J'ai pris davantage sur moi d'aller échanger avec chacun, et ainsi petit à petit créer des relations de confiance. J'ai accueilli les questions et réflexions en évitant les réactions de défense. Pour exemple, j'ai proposé à un des leaders de venir échanger avec l'orthoprothésiste avec lequel je travaillais. En effet s'il n'était pas présent, il me reprochait de ne pas répondre correctement à la réalisation de l'appareillage orthopédique. Sa présence a permis qu'il entende directement de la bouche de l'orthoprothésiste, ce qui n'était pas entendu lorsque je le disais moi-même.

J'ai accepté d'essayer des adaptations[8] que je pensais improbables pour seulement répondre à la demande et montrer par la preuve que ce n'était pas pertinent. Durant cette période, il a fallu en passer par la confrontation à la réalité, ma parole n'étant plus suffisamment prise en compte. Certaines demandes injonctives ne me permettaient pas de faire autrement que d'y répondre. Des professionnels venaient questionner ce qu'il en était de la pertinence de mes propositions.

Une collègue m'interrogeait un jour sur le choix que j'avais fait d'une aide technique. Je lui en expliquais la raison. Elle me répondit « je ne savais pas ». Comme si tout d'un coup, elle découvrait son manque à savoir. Mais la plupart ne faisaient pas cette démarche et restaient dans une illusion de savoir complet.

---

[8] Un des actes relevant du métier de l'ergothérapeute est la réalisation d'adaptations.

Épilogue

Durant cette page d'histoire de vie institutionnelle, des changements conséquents se sont produits, dont certains sont le témoin d'une *évolution sociétale*. L'un des traits qui apparaissent est la volonté d'éviter de faire avec la limite. Cette limite s'entend comme la nécessité que soit parlé le rôle de chaque professionnel pour que chacun puisse se représenter sa place et la place de l'autre. Un autre trait est la difficulté à faire avec des valeurs. Le collectif ne peut plus se référer à des valeurs communes. L'organisme gestionnaire a pourtant défini des principes éthiques qui ne font plus effet, révélant un écart entre les mots et les actes.

Le passage d'une association créée par des familles à un organisme gestionnaire marque un changement important. L'orientation politique n'est pas la même s'il s'agit de « nos enfants » ou s'il s'agit « d'usagers ». Il en est de même pour les salariés qui s'anonymisent. Les uns et les autres peuvent alors facilement être réifiés.

Au fil du temps, le travail en équipe pluridisciplinaire se reconstruit dans une forme très concrète, mais avec un appauvrissement de la pensée élaborée en commun certainement contingent d'un rapport au savoir qui se voudrait sans manque. La parole paraît facilitée, mais en définitive, elle est évidée.

BIBLIOGRAPHIE

CHEMAMA R. et VANDERMERSCH B. 1998, *Dictionnaire de la Psychanalyse*, Paris, Larousse.

FLEURY C. 2015, *Les irremplaçables*, Paris, Gallimard.

FREUD S. 2014, *Psychologie de masse et analyse du moi*, Paris, Points Essais.

GARNIER J. 2023, « Libéralisme et néolibéralisme », *An Treizh*, publication de l'École de Psychanalyse Bretagne, Brest, p. 18-20.

GENIN Y. 1992, « Jalons pour une clinique psychanalytique du sujet polyhandicapé », *Formation CESAP à destination des psychologues*.

GLISSANT E. & NOUDELMANN F. 2018, *L'entretien du monde*, Presses Universitaires de Vincennes, Saint-Denis.

LEBRUN J. P., 2008, *Clinique de l'institution*, Toulouse, Érès.

LACAN J. 1972, « Du discours psychanalytique », dans *Lacan en Italie*, Milan, La Salamandra, p. 32-55.

LACAN J., 2020, *L'identification*, Séminaire 1961-1962, Association

Lacanienne Internationale.

STIEGLER B. 2019, *Il faut s'adapter*, Paris, Gallimard.

VILLAND M. 2011, « La contagion psychique », *Libres Cahiers pour la psychanalyse*, n° 24, ed. In Press, p. 115-128 (disponible sur le site Cairn).

« VA FALLOIR SIMPLIFIER »

Martine Blanchard[1]

J'exerce le métier d'artiste plasticienne. Du plus loin que je me souvienne, l'expression artistique a toujours été pour moi un besoin vital. C'est comme un espace de liberté qui aurait toujours été là, présent, invisible, inconscient, transcendant, poétique et précieux. Comme un « autre » au sens où le définit Arthur Rimbaud :

> « J'assiste à l'éclosion de ma pensée. Je la regarde, je l'écoute. Je lance un coup d'archet : la symphonie fait son remuement dans les profondeurs, ou vient d'un bond sur la scène [...]. Le poète se fait voyant [...], il arrive à l'inconnu, et quand, affolé, il finirait par perdre l'intelligence de ses visions, il les a vues ! » (Lettre à Paul Demeny, dite « lettre du voyant », 1871).

C'est de ce lieu que je parle, et je vous propose de réfléchir à l'impact de « l'idéologie-religion » néolibérale qui est à l'œuvre dans tous les domaines de la société actuelle. Je me pencherai en particulier sur ce qui se passe dans le domaine artistique qui est le mien.

La grande utopie du darwinisme moral

En préambule, un éclairage de Pierre Bourdieu sur cette notion néolibérale, si puissante que l'on peut l'identifier dans le langage, et la subir

[1] Martine Blanchard est une artiste plasticienne, mosaïste, organisatrice de « The Mosaic Experience », biennale internationale de mosaïque contemporaine, à Auray (Bretagne). Site web : www.martine-blanchard.com. Ateliers artistiques à visée thérapeutique : IME, centre de post-cure pour malades alcooliques (11 ans), CER, ateliers d'insertion, formatrice « Psychasoc ». Interventions et conférences : 2008, Vannes, meeting Forum des psys, CAF VLB-AP VLB, IntercoPsycho56, « Vous avez dit ergo ». 2014, Montpellier, congrès Psychasoc « L'acte en intervention sociale (dir. Joseph Rouzel), « Comment devenir artiste en trois leçons », n° 1. 2018, Auray, biennale The Mosaic Experience, « Comment devenir artiste en trois leçons », n° 2. Publications : 2012, Comité de vigilance des CMPP de l'Ouest, Acte IV, « La mosaïque sans hic ». 2017, revue VST, « Vous avez des modèles ? » (avec Gaëlle Légo).

dans beaucoup de situations : « Et pourtant le monde est là, avec les effets immédiatement visibles de la mise en œuvre de la grande utopie néolibérale : non seulement la misère d'une fraction de plus en plus grande des sociétés les plus avancées économiquement, l'accroissement extraordinaire des différences entre les revenus, la disparition progressive des univers autonomes de production culturelle, cinéma, édition, etc., par l'imposition intrusive des valeurs commerciales, mais aussi et surtout la destruction de toutes les instances collectives capables de contrecarrer les effets de la machine infernale, au premier rang desquelles l'État, dépositaire de toutes les valeurs universelles associées à l'idée de *public,* et l'imposition, partout, dans les hautes sphères de l'économie et de l'État, ou au sein des entreprises, de cette sorte de darwinisme moral qui, avec le culte du *winner,* formé aux mathématiques supérieures et au saut à l'élastique, instaure comme normes de toutes les pratiques la lutte de tous contre tous et le *cynisme.* » (Bourdieu, 1998, p. 3).

Une religion sans dogme

Ce que l'on peut observer, c'est que l'arme utilisée par ce discours devenu dominant, c'est l'euphémisme : sa propagande est nommée communication, ses licenciements, restructuration, ses victimes, des exclus, et il ne s'agit là que de quelques exemples.

Quelqu'un m'a dit l'autre jour : « On ne peut rien contre, et en plus c'est mondial ». Cette personne était très surprise que je ne « croie pas » le discours officiel de l'État (exacerbé par la crise du Covid en ce moment), comme à une religion sans dogme ou plutôt une superstition. Walter Benjamin dit : « Dans le capitalisme il faut voir une religion, c'est-à-dire que le capitalisme sert essentiellement à l'apaisement des mêmes soucis, souffrances et inquiétudes auxquels lesdites religions apportaient jadis une réponse » (Benjamin, 1921, p. 57). Puis, il précise « Le capitalisme est une religion du culte pur, sans dogme » (*op. cit.,* p. 60). C'est comme si c'était une mode, qui concernerait par exemple la longueur des jupes. Un patron de restaurant m'a dit : « Ben oui, ça va être comme ça maintenant ». On n'aurait donc pas lieu de s'inquiéter plus que ça.

George Orwell nous dit : « Le langage politique est destiné à rendre vraisemblables les mensonges, respectables les meurtres et à donner l'apparence de la solidité à ce qui n'est que du vent ».

Tout ça peut nous inquiéter, mais je partage l'idée développée par Florence Aubenas et Miguel Benasayag dans *Résister, c'est créer* : « Ce serait plutôt dans un au-delà du capitalisme, et non dans la seule confrontation avec lui, que se situe aujourd'hui la nouvelle radicalité » (Aubenas & Miguel, 2002, p. 73), et plus loin : « Si on ne peut congédier le réel au seul prétexte qu'il devrait être différent, on peut en revanche construire quelque chose à côté pour que ce qui existe ne soit pas monopolistique » (*op. cit.*, p. 74).

Refuser les injonctions de la mode

Je voudrais vous faire part de mon expérience en tant qu'artiste et vous raconter comment dans deux situations j'ai pris conscience que j'étais prise dans cette toile d'araignée idéologique, et comment je m'en suis sortie (au moins pour cette fois-ci !), en adoptant une position de résistance. J'ai écrit un texte de conférence donnée lors d'une exposition internationale.

J'y dénonçais entre autres la reproduction de « modèles » au sein de stages de formation à l'expression artistique, ainsi qu'une attitude de consommation (encouragée par beaucoup de formateurs d'ailleurs), de la part de certains de mes stagiaires, pour qui il suffirait de payer pour qu'il y ait un effet de « vases communicants » entre l'artiste et eux, et ils recevraient ainsi par transfusion et sans trop d'efforts : l'inspiration, le sens artistique, le choix des couleurs et des formes, bref, tout !

Avant de le publier sur mon site internet, j'ai eu peur de l'effet produit par ce texte, et de perdre ainsi des « clients ». En effet, j'insiste dans cet écrit sur ma position éthique dans ma manière d'enseigner, en appuyant sur la non-infantilisation et le soutien de la personne dans ses audaces créatives. Je ne fais pas de « réponses-bouchons ».

Je défends aussi le fait de ne pas être un expert, et de protéger une attitude d'accueil de l'inconnu. Comme dit Maguy Marin (danseuse et chorégraphe) : « C'est là que pratiquer ce que met en jeu la création devient extrêmement important, puisque c'est ce qui nous permet de faire surgir comment avoir le droit de ne pas faire comme on nous dit de faire ».

Dans « Résister, c'est créer » : « La liberté est tout entière dans l'expérience de liberté elle-même, au moment où elle se fait » (*op. cit.*, p. 73).

Place à l'humanité imparfaite !

Après avoir hésité, j'ai décidé d'assumer pleinement ce texte. Depuis deux ans, un tri s'est opéré tout seul, je n'ai plus de « consommateurs » du côté des loisirs créatifs qui s'inscrivent à mes stages. Et pour mon plus grand plaisir, des artistes arrivent, ainsi que des personnes qui ont beaucoup à exprimer, et qui viennent chercher un cadre, une rigueur, une technique. Ils ont lu le texte, et c'est en partie pour ça qu'ils viennent. Ils ont compris qu'une autre proposition était possible. Il est, me semble-t-il, plus que temps de laisser de la place pour l'imperfection au lieu d'obéir aux injonctions à « positiver » et à réussir à tout prix. Je vous laisse savourer ce petit texte de Charles Bukowski :

> « La perfection me dégoûte.
> Toutes ces femmes et ces hommes qui cherchent la perfection dans les stéréotypes créés par la société me font vomir.
> Foutus mannequins de viande, sans personnalité ni amour pour eux-mêmes.
> Mêmes vêtements, même musique, mêmes expressions, mêmes aliments, mêmes galipettes, mêmes voitures, mêmes vies… et finalement ?
> Mêmes suicides neuronaux de masse.
> Parce que vivre comme un automate est sans aucun doute un suicide.
> Quand tout le monde est pareil, tout le monde n'est personne.
> La perfection est un petit oiseau en cage qui vit, mange, chie et meurt dans le seul but d'être admiré.
> Je veux vivre libre.
> Frigorifié, froid, affamé…
> Mais libre ! ».

Artistes, au pied !

Le discours néo-libéral peut avoir aussi une couleur austéritaire. Je vais vous en donner un exemple, dans le cadre d'un report d'une exposition que j'organisais avec une municipalité. En effet, pour cause de crise sanitaire (Covid), cette exposition de mosaïque internationale (37 artistes) annulée en 2020 sera reportée en 2022. Je vous laisse apprécier la teneur de certains propos que m'a tenus le nouveau responsable culturel récemment embauché, lors d'une des premières réunions concernant ce report :

– « Il va falloir simplifier »

– (en ricanant) : « La convention (signée entre l'artiste et la ville) n'a pas vraiment de valeur, c'est juste un papier ».

– 37 artistes ? « Ça suffit, pas plus pour ne pas donner trop de travail à l'infographiste qui s'occupe du catalogue ».

– « Ce n'est pas comme du spectacle vivant, ça peut tenir dans le temps, la mosaïque ça ne bouge pas ! Si les artistes pouvaient présenter la même œuvre qu'en 2020… », etc.

Tout ça, sans évoquer une seule fois l'art ni la valeur de l'événement.

Bien entendu, je n'en tiendrai pas compte, et heureusement, comme le dit Gérard Wajcman : « Il y a dans l'art la force essentielle d'une résistance au totalitarisme du principe de plat-plaisir. » (Wajcman, 1998, p. 218), et aussi : « Contre tout ce qui nous enjoint en général : on est prié de fermer les yeux, l'art nous invite à tout autre chose, à ouvrir l'œil » (*op. cit.*, p. 220).

Pour terminer, je ne résiste pas au plaisir de partager ces quelques lignes de poésie de Jean Vasca :

> « Alors ?
> Il ne reste plus qu'à passer par les brèches
> Les fissures infinies du jour
> Anonyme, clandestin,
> Et pourtant porter la flamme qui vacille
> Transmettre la fièvre de l'impossible
> Sans illusion ni certitude ».
> (Album « Un aller simple pour Mars », 2007.)

Sans préjudice d'un passage éventuel à une rébellion moins discrète…

BIBLIOGRAPHIE

AUBENAS F. et BENASAYAG M., 2002. *Résister, c'est créer*, Paris, La Découverte et Syros.

BENJAMIN W., 2019. *Le capitalisme comme religion*, Paris, Payot & Rivages.

BOURDIEU P., 1998. « L'essence du néolibéralisme », *Le Monde diplomatique*.

BUKOWSKI C., « La perfection me dégoûte… », source non identifiée.

MARIN M., danseuse et chorégraphe, citée dans *Résister c'est créer*, (voir supra), source non identifiée.

ORWELL G., « Le langage politique… », source non identifiée.

RIMBAUD A., 1871. « J'assiste à l'éclosion de ma pensée… », lettre à Paul Demeny, dite *Grande lettre du voyant*, Charleville-Mézières.

VASCA J., 2007, auteur-compositeur interprète, album *Un aller simple pour Mars*, JVCD024, distribution EPM SOCADISC.

WAJCMAN G., 1998. *L'objet du siècle*, Lagrasse, Verdier Philia.

DE L'HYBRIS DES ÉVALUATEURS…

Lucie Juliot[1]

> « Dans un laboratoire, je pourrais étudier les performances intellectuelles d'un enfant, je fabriquerais donc un objet pur, ce qu'on appelle par exemple le quotient intellectuel. Mais ce quotient n'existe que dans un laboratoire, au seul moment où je le mesure. Si je prends maintenant une attitude plus vivante, globalisante, si je remets l'enfant dans son contexte vivant, je me rends compte que cet enfant peut faire à un moment de vie une performance lamentable parce qu'il est malheureux, parce que ses parents sont morts ou le maltraitent, parce qu'il a un processus d'inhibition… Puis si on réchauffe affectivement ce même enfant, il fera 3 semaines après une performance extraordinaire… » (Cyrulnik & Morin, 2010, p. 36).

J'aime les croisements de regards des penseurs qui savent au fond ne pas savoir grand-chose face l'étendue de ce vaste monde. Dans l'essai « Dialogue sur la nature humaine », Cyrulnik et Morin conversent avec humilité de ce qu'ils prélèvent dans leurs observations fines et sensibles du quotidien.

Leur vaste culture est une arme qui sert à argumenter et à se déprendre d'un savoir qui se voudrait injonctif. Grâce à la culture – et à ce qui fait symptôme – nul déterminisme même lorsque le destin menace de prescrire. Cyrulnik n'a pu aller à l'école que très tardivement et il a été enfant un élève médiocre, faute d'environnement affectif et contenant. Cet homme est devenu neuropsychiatre. Il a déplié une mémoire traumatique (parents déportés, rafle évitée de peu, clivages identitaires) vers un récit qui

[1] Lucie Juliot est psychologue clinicienne dans un service de pédopsychiatrie, ses recherches s'orientent du côté de la clinique des enfants et des adolescents. En appui sur l'enseignement lacanien, le cinéma et la littérature, elle écrit régulièrement pour des revues cliniques. Ses livres *Brèves de psy* (tome 1 et tome 2), publiés sous le nom de plume Lucia Path, abordent le travail de la psychothérapie. Ces ouvrages sont à destination du grand public mais aussi des professionnels auprès de qui ces extraits de vie résonnent avec les pratiques cliniques en institution.

rende vivable ce qui aurait pu assigner. J'ai été sensible à ce dialogue d'humanistes qui ne prétendent pas que la science pourrait résorber l'insondable de l'être. À une époque où l'on voudrait réduire la souffrance psychique exclusivement à des désordres neurobiologiques, ce neuro-psychiatre et cet érudit de près d'un siècle bientôt, nous invitent à quelques pas de côté : « une théorie qui se prétend totalement explicative est une théorie totalitaire. [...] On ne peut travailler qu'en équipe [...] On n'était souvent pas d'accord, mais c'était le plaisir de l'argumentation. [...] Je vois avec tristesse réapparaître (le) “choisis ton clan” » (Cyrulnik, France Culture, 2021).

Dans notre ère qui voudrait démanteler l'être, la psychanalyse s'avère être une boussole éthique d'un grand recours pour penser l'accueil du sujet dans la particularité de ce qui chez lui fait symptôme. Il n'y aurait ainsi que la vérité du sujet, qui dans son arrangement symptomatique, viendrait nous enseigner quelque chose du réel contre lequel il bute. La parole du sujet est le précieux que le clinicien recueille afin d'y lire la dignité d'une tentative de résolution d'un insupportable. Quelques extraits cliniques orienteront mon argumentation et ma réflexion.

Actualités du symptôme

« Je suis hyperactif », me dit le jeune homme qui se présente à moi lors d'une première consultation. Une vingtaine de minutes plus tard, je m'étonne auprès de lui de constater qu'il est resté assis sur sa chaise. Sa réponse est éloquente : « oui, mais ce n'est pas pareil, vous, vous m'écoutez. ». Ainsi, il a découvert dans cet espace de dire l'apaisement d'un accueil singularisé sans aucun protocole qui prétendrait détenir la clef de son errance. Ce jeune homme dépliera ainsi les ravages de cette nomination, sa dépendance aux objets, seul brillant trouvé pour parer son être d'un habillage qui voile le vide.

La course aux diagnostics tendrait plutôt aujourd'hui à boucher et voiler la division de l'être, et à refermer les questions inhérentes à notre condition de sujets, qui portent à même le corps la morsure du langage. Dans nos institutions on n'a jamais autant entendu de revendications d'être reconnus « autiste », « précoce » ou encore « haut potentiel ». Ce sont de nouvelles modalités d'adresse à l'autre récurrentes. Nous nous interrogeons ainsi sur ces nouvelles nominations, voire avec cet idéal injonctif d'autonomie, sur les auto-nominations. À l'ère de l'holophrase[2] pétrifiante (Castanet, 2004), le narrateur du film Fight Club (Fincher, 1999) multiplie la fréquentation de groupes de parole mono-symptomatiques où il feint de souffrir de la pathologie qui réunit chacun de ces agrégats. Dans cette société ségrégative désormais on se présente sous une identification qui plutôt que de rendre au symptôme sa dignité, agrafe une étiquette qui offre peu de déprises. Le narrateur recherche en réalité un lieu où loger sa solitude radicale d'homme soumis au règne des objets à usage unique, où le sujet se sent rivaliser avec le « jetable » et l'obsolescence. Loin de cette ère de lathouses[3] qui nous égare, le narrateur recherche la chaleur d'une accolade qui peut-être lui offrira un peu de sommeil. Ces identifications ne lui sont d'aucun secours là où il cherche plutôt à loger son manque à être.

Dans *Psychopathologie de la vie quotidienne*, Freud avait réfléchi aux effets de l'inconscient sur nos jours, dont les routines – trop bien rangées – ne sauraient échapper à ces élucubrations. Lapsus, actes manqués, viennent se faire les témoins des mécanismes toujours audacieux de nos refoulements. À défaut de lapsus énoncés hauts et forts en public (« l'inconscient à ses flics » nous disait Léo Ferré), je ris bien souvent lorsqu'à la lecture, surgit ce coquin tapi dans l'ombre de nos cachotteries, et qu'il procède à des échanges de mots. J'aime le mot subversion : nom féminin et contestation non sans finesse qui remue les codes qui se voudraient trop établis. Aujourd'hui il y a à se préoccuper des velléités chimériques de gestion des masses qui, au travers d'un excès de protocoles et de cases, imaginent enserrer celui qui de toute façon toujours y échappera... à savoir le sujet. Faudrait-il peut-être avoir quel-que compassion pour ceux qui se bercent de ces illusoires réductions qui se chiffrent ou se définissent en termes d'objectifs ? Il est toujours rassurant de repérer cette force singulière de l'invention symptomatique qui repousse la mortification du vivant. La civilisation doit veiller à contenir

---

[2] Le concept de l'holophrase est abordé par Lacan au sujet des phénomènes psychosomatiques en opposition à l'assomption du sujet au travers de son symptôme. Dans l'holophrase, un signifiant (S1) ne représente pas le sujet pour un autre signifiant (S2). Il y a fixation et l'opération d'aliénation-séparation n'advient pas alors que cette opération de vidage de jouissance s'avère nécessaire au sujet pour s'inscrire dans le champ de l'Autre. Dans l'holophrase, au lieu de se présenter, le sujet se range sous un signifiant holophrasique. La jouissance fait alors retour sur le corps. Les phénomènes psychosomatiques sont présents dans diverses structures psychiques.

[3] Néologisme lacanien qui définit les objets gadgets.

le pulsionnel, mais pas à réduire la créativité. La boussole lacanienne nous offre un cadeau précieux : celui de ne pas se trouver trop accablé par le poids d'un destin scellé dans le marbre. Le déterminisme est contesté ne serait-ce qu'au titre de faire entendre un choix possible.

Au sein de notre monde appauvri des grands pans historiques de la transmission, la logique capitaliste promeut un self-made-man, entrepreneur et jouisseur de lui-même, érigeant son corps *agalmatique* comme une icône dont il ignore le périssable : « Le parlêtre adore son corps parce qu'il croit qu'il l'a. En réalité il ne l'a pas [...], car son corps fout le camp à tout instant. Il est déjà assez miraculeux qu'il subsiste durant le temps de sa consumation » (Lacan, 2005, p. 66). J'avais été saisie par ce formidable aphorisme lacanien qui invitait à un peu plus d'humilité et de lucidité quant à cette mise en marché des corps consommables. On ne dénombre plus la quantité de filtres disponibles sur les applications smartphones qui visent à nous faire rivaliser avec une lisseur plastique et désaffectivée qui déprime foncièrement les adolescent.e.s qui y voient un idéal inatteignable. Les jolies rides, pattes d'oies et autres sillages qui inscrivent sur nos visages l'histoire de nos peines, fous rires et préoccupations, se trouvent ainsi pourchassées à coup de botox, d'acide et de logiciels qui découpent ce qui serait en trop, ou en moins...

Évaluations versus accueil

Lors d'une réunion d'équipe, la prescription tombe :

– « Il faudra l'évaluer. Mais cet enfant est autiste. Vous ne connaissez pas vraiment cette pathologie... Avec quels outils allez-vous travailler ? »

– « Eh bien je commencerai par l'accueillir » a répondu subtilement une collègue orthophoniste qui un instant face à un discours injonctif a cru être réduite à son obsolescence.

Au nom de l'éthique, on trouve encore la force de résister. Il nous faut continuer à accueillir cette part non résorbable de l'âme et ce qui échappe aux protocoles puis se faufile au travers des prêts-à-porter chimériques de ceux qui jouissent du chiffre. Car bien entendu l'essentiel vient se loger là où on ne l'attend pas. J'ai récemment décrit comme nos ASH[4] étaient souvent aux premières loges pour accueillir la parole du sujet.

[4] Agents de service hospitalier.

Précisément ils.elles n'attendent rien de nos petit.e.s patient.e.s qui voient en elles/ils, des tabula rasa auprès de qui il est possible d'inscrire un témoignage. J'ai le grand privilège de travailler avec une ASH depuis une dizaine d'années, que je considère comme l'une des fines cliniciennes de mon entourage. Nous avons tant à apprendre de l'humilité de ces postures de décomplétude qui offrent des espaces de dire. Fréquemment les enfants de l'hôpital de jour, qui supportent de moins en moins les situations groupales, viennent trouver refuge auprès d'elle et de son chariot ambulant qui sillonne les couloirs. Ils lui déposent dans ces interstices leurs tracas, les angoisses qui les traversent, et disent aimer « papoter » avec elle.

Il m'arrive fort souvent d'oublier intentionnellement l'âge des enfants que je reçois en consultation. Lorsque j'entends des professionnel.le.s quantifier leur retard de développement je fais parfois la sourde oreille. Car toute velléité de compensation normative entrave fort souvent l'inventivité de ces enfants… et la nôtre… Le terme « uniformisation » résonne comme une mort lente. Nous ne concevons nulle standardi-sation pour *le dasein*. Cela consiste à accepter le sublime d'une pratique au cas par cas et des petits détails. Si seulement bien sûr il existait une formule… N'en déplaise aux démiurges nous allons continuer à nous interroger avec rigueur sur la singularité de chacun. Car bien sûr les nosographies sont des points d'appui, mais elles échouent à refermer toute question. L'ethnopsychiatrie a en ce sens élargi nos horizons : lorsque l'Occident épinglera un délire, une autre société y verra un djinn et des pouvoirs magiques.

Ainsi nous avons vite fait des pas de côté quant aux considérations diagnostiques restrictives afin de nous tourner vers la clinique des inventions du sujet, que Lacan a nommé subtilement *clinique borroméenne*[5] (ou *clinique des nœuds*) et au sujet de laquelle Castanet nous offre un éclairage *:* « le nœud borroméen écrit ainsi en quoi la psychanalyse opère. Comme pratique fondée sur la parole et le langage, elle produit des effets au niveau du réel, c'est-à-dire de ce qui se présente comme tel dans son champ, à savoir le symptôme. À partir de l'écriture du nœud borroméen, nous pouvons donc saisir comment une interprétation, soit une opération sur et à l'aide du dire, peut avoir un effet sur ce réel » (Castanet, 2018, p. 5-9*).* Marie-Hélène Brousse décrit subtilement cette clinique des nœuds, en opposition à une clinique structurale : « dans un

[5] La clinique borroméenne : nouage singulier des 3 registres de du Réel, du Symbolique et de l'Imaginaire (RSI) que met en exergue une écoute orientée par la psychanalyse.

cas on cherche ce qui va, dans l'autre ce qui ne va pas… » (2020). Mettre en exergue la créativité de chacun pour affronter le monde est devenu notre leitmotiv. Après tout, qui serions-nous pour prétendre détenir un savoir sur l'autre ? En cela nous nous éloignons du coaching, des pratiques de l'amour de soi, ou encore du développement personnel. C'est à partir de l'épreuve de l'angoisse que l'on érige un symptôme. Les neurosciences sont terrorisées par l'épreuve de la castration. Les slogans publicitaires sont éloquents en la matière tant ils nous invitent à un constant dépassement de soi dans une société où il n'est nulle question de perdre, mais plutôt toujours de gagner du plus de jouir.

Les deux versants du symptôme chez l'enfant

Ne pas céder sur un accueil toujours singularisé qui se veut du côté du détail n'a ainsi nulle prétention de réduire l'être à un protocole ou des cases prêt-à-porter. La *Note sur l'enfant* – court texte de Jacques Lacan adressé à Jenny Aubry – est d'une pertinence remarquable lorsque l'on aborde la clinique infanto-juvénile. Une clinique différentielle du symptôme de l'enfant nous est proposée entre l'enfant symptôme « vérité du couple familial » (Lacan, 2001, p. 373) et l'enfant comme objet du fantasme de la mère.

Dans le premier cas, nous constatons le hiatus entre la demande parentale et celle de l'enfant. Nous mesurons dans cet écart comme l'enfant peut au travers de son symptôme venir révéler quelque chose d'une vérité du couple conjugal : « le symptôme de l'enfant se trouve en place de répondre à ce qu'il y a de symptomatique dans la structure familiale » (Lacan, 2001, p. 373). L'enfant trouvera ses fondations au travers d'un désir particularisé. La question du désir qui environne la venue au monde d'un enfant est importante. Le symptôme de l'enfant, révélateur et parfois tonitruant, lui permettra de se frayer sa voie au-delà de ce qui échoue dans la scène familiale. C'est une signature qui fait objection à ce que les adultes prétendaient savoir de son être. L'imaginaire viendra en appui de la construction d'un roman familial acceptable qui ne détermine aucun devenir psychique dans les modalités de « faire famille ». Au travers de l'itinéraire de Lilou, j'ai plutôt choisi de prendre appui sur la seconde partie de la *Note sur l'enfant* (Lacan, 2001, p. 373) qui aborde l'enfant comme objet du fantasme de la mère. Il s'agit ici de l'enfant comme objet réel – dépourvu du voile phallique – dans le fantasme de la mère. Ainsi pour parler de son symptôme, la mère parlera de son enfant. L'enfant incarne le refus de la mère de la loi et de la fonction paternelle. La médiation et la fonction du père sont inopérantes. L'enfant peut alors par son corps s'offrir comme condensateur de jouissance de la mère qui échappe à la castration. L'enfant se trouve en place d'objet de L'Autre, soumis à son caprice et à sa volonté de jouissance. Ici rien ne vient interpréter le désir énigmatique de la mère, le sujet s'y trouve alors livré sans limites. Nous verrons comment malgré toute la complexité inhérente à ces configurations, le clinicien souhaite faire le pari d'une extraction possible de cette part sacrificielle ici d'une adolescente, en soutenant les pas de côté d'un travail de réécriture.

Réécritures inventives

Il y a des patient.e.s dont on se souvient avec beaucoup de précision (Juliot, 2020, p. 54-59). Lilou a débarqué dans l'institution où je travaille avec des cheveux couleur licorne et un sac à dos couvert de capsules de bières, rempli d'alcools forts qu'elle venait de chiper au supermarché. Elle a dit à la secrétaire : « je veux voir une psychologue ». Cela est plutôt rare. L'enfant vient plutôt conduit par l'Autre. L'adoles-cent peut être cependant à l'initiative d'une amorce de séparation psychique qui peut le conduire à élaborer une demande singulière. Lilou derrière sa palette de couleurs déclinées du côté du vêtement échoue à trouver dans cet habillage imaginaire des signifiants qui lesteraient son errance. Elle se tient devant moi dans son errance subjective et elle adresse une demande très claire : celle de voir un psy. Elle se dit fille d'un « psychopathe », « bipolaire » et « schizophrène », voire peut-être « border-line ». Elle ne sait plus trop. Elle a connu des hospitalisations, et des traitements médicamenteux dont elle a oublié les noms. Étiquetée de toute part, elle adresse ainsi une demande qui laisse entendre qu'elle sait que la parole a des effets sur ces moments où la pulsion de mort déferle et se veut menaçante. Lilou dit sa détresse en nommant les assignations qui l'engluent sous les signifiants du désastre. Affublée de diagnostics qui prédisent sa dissolution, elle a tenté au travers de ce lieu qu'elle est venue convoquer, de faire résonner d'autres signifiants et de mettre à distance des identifications mortifères aliénantes. Après quelques séances elle m'adresse un : « j'en ai vu des psys… mais vous… ». J'entends qu'ici, dépêtrée de ces adultes qui la salissent de prédictions qui lui font creuser des entames profondes dans le réel de son corps, elle cherche à sortir du ravage. Son histoire de vie est marquée d'énoncés qui la menacent dans le tracé de sa propre trajectoire. Le toxique vient souvent soulager l'insupportable de présages qui lui font voir la mort comme la seule solution. C'est au travers de sa psychothérapie, et d'une écoute d'orientation analytique, qu'elle a entendu que l'on pouvait subvertir certaines assignations. Nous avons mis à l'honneur son bricolage subjectif en tant qu'il constituait sa tentative d'arrimage à une existence.

L'accroche transférentielle est massive et je soutiens ses créations artistiques qui semblent l'arrimer quelque peu. Face à un risque suicidaire, je propose en parallèle du travail de psychothérapie qui s'engage qu'elle rencontre la médecin pédopsychiatre. Le médecin contredit d'emblée les diagnostics qui la ravageaient et s'exclame : « pas du tout, tu fais une dépression ! ». Lilou s'en trouve considérablement apaisée et cela ouvre désormais une autre voie, loin de l'identification à un objet déchet et des stigmates inextricables. Lilou m'adresse un « heureusement que je vous ai, vous et votre collègue… vous êtes mon oxygène. » Lorsque Lilou me confie qu'elle dit tout à sa mère, je lui dis ma surprise. Je tente de lui rappeler les frontières de l'intime, bordures à partir desquelles elle pourrait consacrer une part de réécriture. Lilou a peu de marge de manœuvre. Si elle ne livre pas à la mère ce « tout », cette femme le vit comme une déréliction. La mère demande à me rencontrer et elle est prête pour cela à faire beaucoup de route, car elle vit dans un autre département. Après avoir déposé un parcours de vie traumatique se révèle la place de l'enfant dans son fantasme. La dimension projective est omniprésente, elle qui se plaint d'un surpoids voit en en sa fille un corps décharné d'une maigreur inquiétante. Elle va même au petit matin les week-ends vérifier que sa fille est encore en vie. Elle voit en elle le père dit « pervers » et brandit le verdict : « elle finira comme lui, peut-être même pire… ». Tel un oracle, elle prédit à sa fille un destin funeste : de la toxicomane suicidaire, punk à chiens ou encore proie des abuseurs, impossible de faire entendre des variantes. Si Lilou a le malheur de s'écarter quelque peu, la mère menace de la livrer au père dit psychopathe.

Au travers de son travail d'élaboration, Lilou se déloge peu à peu de ce statut d'objet qui l'a offerte dans une version sacrificielle à la jouissance de l'Autre. Auprès d'un jeune homme, elle découvre la délicatesse et s'étonne de cette douceur dont elle se découvre être digne. Comme dans notre lieu de consultation elle trouve abri un soir dans la carapace de tôle d'une vieille voiture et dans les bras de son petit ami, auprès de qui elle a fui à vélo en pleine nuit un conflit familial qui la détruisait. Loin de cette salissure adhésive, elle a pédalé une heure en pleine nuit. Je n'y ai pas vu d'ordalie, mais bien tout l'élan des lendemains.

Comme dans le film *Into the Wild*, et les témoignages de Kerouac, le métal a contenu quelques instants son corps programmé par l'Autre à disparaître. Lilou prend appui non sans ironie sur certains discours féministes. Elle se débarrasse de soutien-gorge au titre que l'on ne demande pas aux hommes de se vêtir de « porte-couilles ». Elle va mieux, elle semble trouver des nouages qui l'arriment. Sa mère voyant qu'elle investit sa psychothérapie veut m'assurer que sa fille me manipule : « vous vous rendez compte, en sortant de votre rendez-vous elle sifflotait dans la voiture, et elle a voulu s'acheter un maillot de bain ! ».

La légèreté retrouvée par sa fille lui est insupportable. Ainsi elle demande une hospitalisation pour Lilou, et plus tard qu'on l'en « débarrasse ». L'hospitalisation n'est pas retenue par le médecin. La mère tente alors de mettre en échec la relation amoureuse de sa fille, ses amitiés, et les autres mères auprès de qui Lilou aime trouver d'autres références. La jeune femme me dit qu'elle ne trouve plus de place sur son corps pour dire sa souffrance.

Je valorise ses mots pour le dire désormais au travers d'autres supports. Elle peint un vieux skateboard et lui offre ainsi une seconde vie. La mère demande un placement et après un temps conséquent passé à lui en expliquer les enjeux, elle m'assure consentir à cela. Mais l'écart entre son fantasme et le réel d'une séparation s'avère brutal. Après le passage d'assistantes sociales, je reçois un appel très menaçant et ordurier où elle finit par me dire qu'elle m'enverra le certificat de décès de sa fille. Dans ses hurlements, elle me dit avoir dans la nuit changé d'avis, qu'on lui « enlève son bébé ».

Lilou confiera mon nom à l'éducateur d'un foyer qui l'accueille. Ayant vite mesuré la problématique de séparation psychique, celui-ci subtilement me dira : « un séjour de rupture, ça pourrait être pertinent ? ».

Ouvertures

Le symptôme dans un au-delà de l'entrave est une signature inventive du sujet. Il est une part de refus de la prescription et des assignations. Il est la dignité d'une contestation de la répétition mortifiante. Nous n'avons pas eu de nouvelles de Lilou, mais je la revois encore avec son regard empreint de gravité lorsqu'elle m'a dit : « en fait je suis sous l'emprise de ma mère ». Au travers de son travail psychothérapique, elle a pu entrevoir des horizons qui ne la réduisaient plus à un statut de rebut, d'objet déchet et de corps offert à des pulsions indicibles d'agresseurs. Dans une poésie de la survie, ses inventions symptomatiques seront brandies comme autant d'étendards qui limiteraient les risques de sa dissolution.

Les Grecs avaient fait de *l'hybris* la démesure qui conduit au tragique, à laquelle ils opposaient la catharsis, purgation des passions qui incite à la tempérance et à ne pas jouer au démiurge. Dans notre modernité, les évaluations injonctives et « pousse-à-l'objectif » font prendre le risque d'une dérobade quant à l'accueil du sujet, qui se fait comme dans le cas de Lilou, toujours au cas par cas, à la condition de parier sur le symptôme, comme la dignité d'une tentative de résolution.

BIBLIOGRAPHIE

BROUSSE M. H., 2020, « Diagnostics en psychiatrie, nouvelles nominations, quels enjeux ? », Journée d'étude, Rennes, 3 octobre 2020.

CASTANET D., 2004, « Le réel du corps : phénomènes psychosomatiques et symptôme. Incidences cliniques », *L'en-je lacanien*, n° 3, Érès, p. 107-123.

CASTANET D., 2018, « La clinique du nouage : nouer, "faire nœud" », *L'en-je-lacanien*, n° 30, Toulouse, Érès, p. 5-9.

CYRULNIK B., MORIN E., 2010, *Dialogue sur la nature humaine. Entretiens*, éditions de l'aube.

JULIOT L., 2020, « Arrière atavisme », *V.S.T.*, n° 148, Érès, p. 54-59.

LACAN J., 2001, « Note sur l'enfant », *Autres Écrits*, Paris, Seuil.

LACAN J., 2005, « *Le sinthome* », Séminaire XXIII, Paris, Seuil, p. 66.

ÉMISSIONS RADIOPHONIQUES

CYRULNIK B., 2021, France Culture :

https://www.franceculture.fr/emissions/a-voix-nue/boris-cyrulnik-la-resilience-et-lespoir-45-je-suis-un-soigneur

FILMOGRAPHIE :

FINCHER D., 1999, « *Fight club* », Fox 2000 Pictures, États-Unis. (adaptation du roman de Chuck PAHLANIUK publié en 1996).

PENN Sean, 2007, « *Into the wild* », Paramont Vantage, États-Unis. (adaptation de l'expérience de Christopher McCANDLESS, « *Voyage au bout de la solitude* », écrit par Jon KRAKAUSER en 1996).

LA GUERRE ÉTERNELLE D'HENRY DARGER

Thibaud de la Guerrande[1]

> « Il est certain que si la guerre avait une certaine noblesse, celle-ci résiderait dans la reconstruction et non dans la destruction. » (Pynchon, 2001,V.)

Dès les premières expositions consacrées à son œuvre, le peintre Henry Darger (1892 – 1973) suscite autant l'intérêt que la controverse. Au cœur de ses tableaux évolue une multitude de fillettes, représentées le plus souvent nues et pour certaines avec un pénis. Elles sont pourchassées dans d'immenses paysages colorés par des soldats les soumettant à des formes de torture particulièrement graphiques. Le caractère déroutant de l'œuvre, l'extravagance du trait, intrigue depuis des décennies autant les historiens de l'art que les psychiatres. Si les premiers sont tentés de ranger l'artiste dans une catégorie marginale, « l'art outsider », regroupant tous les créateurs ne se rattachant à aucun courant artistique donné, les seconds sont partagés quant aux interprétations à donner sur le sujet. De multiples diagnostics ont été proposés, sans qu'aucun ne fasse consensus. Nous allons voir que le cas Henry Darger met en lumière la nécessité d'une approche fondée sur la singularité, tant la solution trouvée par le sujet s'impose comme une construction personnelle et incomparable.

Né dans un quartier pauvre de Chicago, Darger perd sa mère à l'âge de quatre ans, décédée en mettant au monde une petite sœur qu'il ne connut jamais. À l'école, c'est un enfant difficile, prompt aux accès de violences envers ses camarades, qui aboutissent à le faire exclure de plusieurs établissements. Il est finalement retiré de la garde de son père à ses huit ans. Il passe par plusieurs foyers et autres structures d'interne-ment pour

---

[1] Psychologue exerçant en psychiatrie adulte au Centre hospitalier Guillaume Régnier à Rennes.

enfants difficiles. À l'âge de dix-sept ans, Darger s'évade pour retourner à Chicago, où sa marraine lui trouve un emploi en tant qu'homme à tout faire dans un hôpital. Pendant plusieurs décennies, il mène une existence en solitaire, travaillant sans relâche le jour et engendrant la nuit dans son appartement une œuvre baroque et dense. C'est en 1912 qu'il entreprend l'écriture d'un récit de fiction intitulé « The Story of the Vivian Girls, in What is Known as the Realms of the Unreal, of the Glandeco-Angelinian War Storm, Caused by the Child Slave Rebellion ». Abrégé en « In The Realms of the Unreal » par son auteur, l'ouvrage narre la révolte d'enfants prisonniers d'un empire esclavagiste : le maléfique royaume de *Glandelinia.* Se dresse contre cet adversaire une alliance de nations chrétiennes menée par les sept filles de l'empereur Vivian, jeunes héroïnes pures et intrépides.

Une perte fructueuse

C'est une double perte qui amorce la vocation littéraire de Darger. La première est celle d'un manuscrit préparatoire, égaré dans son foyer et dont peu de détails subsistent aujourd'hui. La seconde désigne la dispari-tion d'une photographie découpée dans une page du Chicago Tribune, représentant Elsie Paroubek, une jeune fille enlevée et assassinée au cours de l'année 1911. Darger atteste d'une fascination intense pour le portrait de la fillette. La perte de l'image l'a profondément affecté et ses écrits de l'époque témoignent de la violence de l'évènement. Pendant de nombreuses années, l'auteur invective Dieu dans ses carnets pour le sommer de lui rendre la photographie, menaçant à plusieurs reprises de faire gagner la guerre aux ennemis de la chrétienté. Il va jusqu'à établir un autel de prière chez Whilliam Schloeder, seule relation amicale ayant laissé sa trace dans ses écrits. C'est avec ce dernier que l'auteur fonde la « Gemini Society », une organisation dédiée à la protection de la jeunesse, dont ils seront les seuls membres. Il entame également des procédures d'adoption, qui n'aboutissent à aucun résultat concret. Si Darger témoigne d'une volonté de protection envers les enfants, il évoque pourtant dans un écrit tardif les ressentis violents qui le prirent envers ces derniers durant sa propre enfance. Plusieurs agressions sont ainsi relatées et l'auteur peine à les expliquer autrement qu'en mentionnant la disparition de sa petite sœur

(Darger, 2019, p. 282)[2]. Il énonce cependant qu'un changement soudain vint en lui, aboutissant à un souhait de les protéger (Darger, *op. cit.*, p. 283)[3]. Aucun contexte ne nous est donné à propos de ce revirement, qui se maintient tout au long de sa vie, tout comme s'impose dans son œuvre la figure de la fillette perdue.

Chaos et répétition

En effet, son œuvre majeure « In the Realms of the Unreal » introduit les sœurs Vivian, pourchassées par des avatars de l'hostilité aux formes multiples. Le récit se présente dans son ensemble comme une succession répétitive de batailles, d'actes de violence et de listes de décès s'étirant sur des dizaines de milliers de pages. Les enfants sont la proie d'une entité avide de jouissance les réduisant à l'état d'objets. Aucun cadre ne semble pouvoir enfermer cette animosité omniprésente, cette marche déchaînée du chaos qui n'en devient que plus excessive par la réitération des situations. Toutes les créations littéraires de l'auteur partagent cette régularité des motifs couplée à une longueur peu commune. La suite de l'œuvre, communément appelée « Further Adventures in Chicago : Crazy House », met les sœurs Vivian aux prises avec une maison hantée, les soumettant de nouveau à des tortures diverses et variées, sur plus de huit mille pages. Dans les dernières années de sa vie, Darger met en forme un travail autobiographique sous le titre « History of my life », seul écrit actuellement traduit et publié en France (Darger, 2014). La première partie du manuscrit est constituée d'une centaine de pages de souvenirs divers ne suivant aucune ligne thématique ou chronologique. L'auteur y témoigne d'un rapport complexe aux autres. Une incompréhension fondamentale ne cesse de subsister. Il évoque par exemple les bruits de bouche qu'il avait l'habitude de faire à l'école, initialement pour faire rire ses camarades, mais qui ne provoquaient que leur effroi. Les confrontations, accusations de malfaisance et autres trahisons sont récurrentes, l'autre apparaissant bien souvent comme un être fondamentalement hostile. Les témoignages des rares personnes à avoir connu

[2] « It was caused, I believe, because I had no brother, and lost my sister, by adoption ».

[3] « Yet what a change came in me, though, when I grew somewhat older. Then, babies were more to me than anything, more than the world » ; « I also believe that I read in the holy bible that children, especially all good and innocent ones, were more important to God than the grownups [...] ».

l'artiste de son vivant soulignent son comportement reclus, son évitement de toute situation sociale et la ritualisation des échanges. Nathan Lerner, propriétaire de son appartement, évoque notamment que les tentatives de conversation aboutissaient généralement à des considé-rations sur le temps qu'il faisait. Ainsi qu'il le nomme lui-même dans son autobiographie, Darger a toujours exprimé un intérêt appuyé pour les manifestations naturelles comme le feu ou le vent (Darger, *op. cit.*, p. 282)[4]. Par ailleurs, la seconde partie de ses souvenirs prend un tournant fictionnel et se centre sur une tornade douée de raison nommée *Sweetie Pie*, semant la destruction sur plus de cinq mille pages. Le chaos et l'hostilité nous apparaissent comme des données constantes dans l'œuvre de l'artiste. Face à celles-ci vient répondre un travail quotidien et ritualisé.

L'écriture semble mettre à l'écart tout ce qui tient de l'indomptable, du hors-limites, véritable lutte contre l'entropie tendant vers un besoin d'immuabilité, qu'illustrent notamment ses journaux météorologiques. En décembre 1957, Darger débute la retranscription manuscrite et quotidienne des conditions atmosphériques de la journée. Il poursuit cette tâche pendant dix ans, ce bulletin s'accompagnant au fil du temps des prévisions du journal, qui sont ensuite confirmées ou infirmées par l'auteur. Le processus créatif agit comme la reconstitution d'un Autre, une tentative de lui attribuer des contours pour mieux se défendre contre son imprévisibilité et son hostilité. Si la perte originelle est artistiquement fructueuse, l'inlassable répétition signe la trace d'un échec à encercler totalement ce qui tient de l'incalculable. L'impossibilité du symbolique à traduire le réel laisse un reste indicible, qui relance éternellement le cycle.

Le recyclage

Au fur et à mesure des années, Darger attribue des illustrations à son récit. Lors de ses promenades quotidiennes ou sur son lieu de travail, il prend soin de récupérer des rebuts nécessaires à son activité créatrice, récoltant des journaux sur lesquels il décalque des silhouettes pour les insérer sur des tableaux. Sans aucune formation artistique préalable, il réalise dessins, peintures et autres collages, réutilisant nombre de matériaux

[4] « I was very interested in summer thunderstorms (still am, old as I am) and during winter (cold) I would stand by the window all day, watching it snow, especially if there was a great blizzard racing. ».

de différentes natures, allant des comptes rendus de patients jusqu'aux dessins anatomiques. Ce travail de recyclage est au cœur du style dargérien, puisqu'il est visible à la fois dans ses tâches profession-nelles, ses créations visuelles et ses œuvres littéraires. L'artiste incorpore dans ses récits de nombreux éléments de sa vie, tels les patronymes de son entourage pour constituer ses personnages. Certains évènements sont reproduits dans le monde de la fiction, la perte de la photographie d'Elsie Paroubek trouvant sa contrepartie dans le personnage d'Annie Aronburg, martyr de la cause chrétienne dont le portrait a été égaré par un correspondant de guerre nommé « Henry Darger ». Cette disparition est décrite comme catastrophique, car compromettant inéluctablement la victoire des chrétiens. Les références culturelles de l'artiste subissent le même recyclage, puisqu'il est possible de retrouver des protagonistes et des idées narratives directement puisées de ses lectures, tel « le Magicien d'Oz », « La Case de l'Oncle Tom » ou « Little Annie Rooney ». Enfin, ce travail de reconversion se poursuit également en dehors de son activité artistique, puisque Darger récupère dans la rue des déchets qu'il se charge de transformer, réparant des élastiques cassés, reconstituant des pelotes de laine à partir de bouts épars.

Le déchet, objet rejeté de l'Autre, prend par l'intercession du sujet une autre vie, un statut revalorisé sous la forme d'un support accueillant le trait artistique. Pour autant, le créateur reste étonnamment silencieux sur le statut de ses œuvres. Son autobiographie n'évoque pas l'avènement de ces dernières. Il ne s'y désigne qu'une seule fois par le syntagme d'« artiste ».

Se faire un nom ?

C'est un rapport tout à fait singulier que Darger entretient avec sa propre image. Le récit de sa vie est à ce titre une source précieuse. L'auteur s'y dépeint comme une personne intransigeante, insaisissable et ingénieuse, dotée d'un fort caractère qui l'amène bien régulièrement à se confronter avec ses semblables, décrits comme autoritaires et envahissants. L'imagerie catholique imprègne son discours et il met régulièrement en avant les moments où son chemin de vie peut suivre ou rentrer en contradiction avec la doctrine chrétienne. S'il se définit volontiers comme un bon croyant, pouvant assister jusqu'à trois messes par jour, dénonçant le mode de vie débauché des personnes « sans Dieu » (Darger, *op. cit.*, p. 296)[5], il s'inquiète parfois des proportions que peut prendre sa fureur. Dans les dernières années de sa vie, il est pris de douleurs corporelles le rendant peu à peu infirme, conséquences d'un travail à l'hôpital physiquement exigeant. Ses souffrances culminent jusqu'au point où ses supérieurs le forcent à prendre sa retraite. Il décrit alors dans son journal les crises de colère entraînée par ces douleurs, sous le nom de « tantrums », habituellement réservé aux caprices enfantins. L'affliction est une dépendance dont l'artiste aimerait se soustraire. Il attribue celle-ci à un châtiment divin qu'il peine à comprendre, car il s'estime juste (Mauméjean, 2020, p. 340)[6].

Dieu est régulièrement sommé de s'expliquer sur ses actions. La furie est telle que Darger commet des actes blasphématoires, agressant les icônes dans son appartement (Darger, *op. cit.*, p. 299)[7]. Il est par la suite pris de remords, s'attendant à être châtié à tout instant et s'interrogeant alors sur son statut : « Suis-je un ennemi de la croix ou un très très triste saint ? » (Bonesteel, 2000, p. 251)[8]. Cette dualité est également visible au niveau de ses créations. L'auteur peut notamment donner son patronyme à un allié des sœurs Vivian, tout en l'attribuant à un général torturant des enfants. Dans les dernières années de sa vie, Darger affirme posséder une identité brésilienne, bien que son père soit d'origine allemande. Le propriétaire de sa chambre se souvient lui avoir organisé une fête d'anniversaire lors de laquelle il aurait insisté pour chanter une chanson de sa création « en brésilien » (Mauméjean, *op. cit.*, p. 67). Son autobiographie est ainsi signée « By Henry Joseph Darger (Dargarius in Brasilian) ». Fait étonnant, ses traces dans l'administration américaine écorchent presque systématiquement son patronyme. Son dossier d'internement au Lincoln Asylum est au nom de « Henry J. Dodger », tandis que le St Joseph Hospital où il travaille en 1928 l'inscrit sous le sobriquet de « Dagget » (Mauméjean, *op. cit.*, p. 252). Rien ne nous permet d'affirmer que ces erreurs soient volontaires, néanmoins leur récurrence pose

---

[5] « Godless ».

[6] « God is too hard to me, I will not bear it any longer for no one ! Let him send me to hell, I'm my own man ».

[7] « Now to go back to my ill nature and character. I did not and will not bear things going wrong. [...] I want everything under any conditions to come my way. If things went wrong during any kind of work I do, I'll say I lose my temper terribly, and say things the saints and all the angels would be ashamed of me for ».

[8] « Am I an enemy of the cross or a very very sorry saint ? ».

question. Darger se construisait-il une identité tout comme il constituait ses personnages ? La figure du défenseur des enfants nous apparaît alors comme un idéal, un semblant d'unité palliant un rapport à soi-même parfois chaotique.

Les douleurs physiques vont s'accentuer jusqu'au point où l'artiste soit contraint de déménager dans un hospice, le même que celui où fut jadis accueilli son père. Il laisse derrière lui ses créations. C'est lors du déménagement de ses affaires que le propriétaire de son appartement découvre son œuvre et y développe un intérêt, inaugurant le cycle d'expositions sur l'artiste. Témoignant de la valeur de ses tableaux auprès de Darger, il ne reçoit comme réponse qu'un « c'est trop tard maintenant » (Mauméjean, *op. cit.*, p. 256)[9] énigmatique, ainsi qu'une injonction à jeter ses œuvres. Il décède quelques mois plus tard.

Conclusion

La vie et l'œuvre d'Henry Darger étonnent par leur excentricité. Elles démontrent le trajet singulier d'un sujet tentant de trouver un mode d'accroche au monde adapté à ses moyens. Son existence témoigne d'une fragile balance entre un manque d'ordre premier et la nécessité d'un travail permanent pour y remédier.

Des sources disponibles sur la vie de l'artiste, aucune ne fait mention d'une forme ou d'une autre de déclenchement ou de décompensation, nous autorisant à poser l'acte artistique comme une suppléance aux difficultés rencontrées par le sujet. La régularité des motifs témoigne d'un rapport à l'Autre complexe. Ce dernier nous apparaît tour à tour hostile, agressif, imprévisible ou incompréhensible. Face à la menace de l'entropie, un arsenal de ressources imaginaires est invoqué, une bordure est constituée face à l'envahissement. L'œuvre de Darger, qu'elle soit picturale ou écrite, semble majoritairement intervenir pour encercler quelque chose qui ne peut s'attraper ou se dire. À ce titre, l'auteur souligne régulièrement l'impossibilité de l'écriture à rendre compte de la réalité de manière exhaustive (Mauméjean, 2019, p. 75)[10].

---

[9] « It's too late now », « throw it away ».

[10] « I have written as far as I was able, in unusually long details to make the scenes more striking, but even then even I have not succeeded in accomplishing what should have been done, as it is IMPOSSIBLE to describe them as they really are ».

C'est en se réappropriant son environnement qu'il arrive à forger une suppléance durable à son état. Le style dargérien s'impose avant tout comme un patchwork d'éléments épars sans filiation artistique aucune, où les signifiants marquant l'existence de l'auteur tracent les contours d'un trait amplement personnel.

Le travail créatif est quotidien et dure presque cinq décennies, soulignant son caractère indispensable pour que la vie puisse continuer. Darger décède quelque temps après son déménagement, qui mit fin à son activité artistique, et d'une certaine manière à son existence même.

La guerre éternelle semble paradoxalement être une garantie de continuité.

BIBLIOGRAPHIE

BONESTEEL M. J., 2000, *Henry Darger : Art and selected writings*, Rizzoli.

DARGER H., 2014, *L'histoire de ma vie*, Aux forges de Vulcain.

DARGER H., 2019, *History of my life*, in Biesenbach, K. *Henry Darger*, Prestel.

MAUMEJEAN X., 2019, *L'invention d'Henry Darger*, Thèse de doctorat en langues et littératures, Université de Valenciennes et du Hainaut-Cambresis.

MAUMEJEAN X., 2020, *Henry Darger : dans les Royaumes de l'Irréel*, Aux forges de Vulcain.

PYNCHON T., 2001, *V*, Paris, Seuil.

CHAPITRE 4

TECHNIQUES DE SABOTAGE ET RÉSISTANCES AU QUOTIDIEN

INDIGNATION

Michèle Kopitsch[1]

« C'est dans le vide que s'inscrit le mal »
(Hannah Arendt)

Après avoir exercé le métier d'éducatrice spécialisée, j'ai débuté, il y a plus de 20 ans (curieusement, au moment où se créait PSYCHASOC) jusqu'à il y a peu, la fonction de directrice d'Institutions Médico-sociales.

J'y ai rencontré des personnes qui manifestaient des cahots psychiques majeurs, des personnes dont les actes de la vie quotidienne exigeaient une assistance de tous les instants, des enfants gravement cabossés de la vie et d'autres empêchés d'apprendre…

J'y ai rencontré des professionnels entamés par l'étrangeté qui faisait vaciller leur assise et leurs défenses, des professionnels qui perfusaient leur source de vie là où le mortifère transpirait, des professionnels rongés par l'inquiétude pour des enfants perdus et désarrimés, mais toujours des professionnels habités par des trésors d'inventivité et d'ingéniosité au service des plus fragiles.

Des travailleurs de première ligne, aux avant-postes de la détresse humaine.

J'ai fait ce que j'ai pu, pas toujours bien, parfois un peu mieux.

J'ai tenté de garantir un filet institutionnel de sécurité pour que tout un chacun s'y appuie afin de maintenir la hardiesse et l'aventure créa-tives.

J'ai tenté de garantir la force du collectif, du coopératif, de la circulation des échanges et de la parole à l'adresse des publics qui nous préoccupaient et des professionnels qui en prenaient soin.

J'ai tenté de garantir la pratique pensée (pansée) et le souci clinique,

[1] Éducatrice spécialisée, directrice d'établissements sociaux et médico-sociaux, à la retraite.

c'est-à-dire au un par un, pour que les singularités s'éveillent et s'ouvrent aux autres et au monde comme il va…

L'un des outils essentiels était, bien entendu, le plan de formation et le choix des intervenants.

C'est avec enthousiasme et impatience que les salariés (plus de 200 au total) attendaient la présence de l'équipe de PSYCHASOC, toujours prête à soutenir « là où ça travaille », à se mettre à disposition des tribulations, éprouvés, préoccupations liées à la relation éducative, à L'ART DE LA RENCONTRE.

Supervision, régulation institutionnelle, revisite des concepts fondamentaux, redéfinition par l'étymologie de nos mots souvent galvaudés et vidés de leur substance, accompagnements des équipes de direction, colloques, écriture de la pratique rebaptisée par les stagiaires : reprendre confiance en l'écriture…

Chaque fois, ces ouvertures ont relancé l'énergie et le désir de repartir partager un quotidien parfois déchaîné, souvent bruyant, toujours complexe.

Là, un enfant construisait un nichoir pour les oiseaux demandeurs d'asile, décodait pour la première fois ses lettres, adressait enfin un regard, dessinait les arabesques de son monde intérieur, d'autres amor-çaient un dire de soi, expérimentaient leur place et leur responsabilité parmi les autres, éprouvaient le milieu du travail, se risquaient à nous quitter pour faire leur vie, se frayaient le chemin singulier de leur devenir…

Je n'ai jamais remercié cette équipe de formateurs-passeurs, c'est l'occasion de le faire ici.

Et puis, est arrivée la réforme de la formation en 2014 et suivantes, les coupes sombres des budgets, les injonctions de contenu, les cadrages opaques et nébuleux et enfin… le CPF[2].

Il a fallu déployer une fabuleuse énergie pour tenir le cap de travail des équipages.

À l'heure du dépeçage et de l'atomisation des pratiques (à l'instar de la taylorisation) à des fins de nouvelles modalités de tarification, que ce soit

[2] À ce propos, depuis le transfert du DIF vers le CPF, je n'ai pas pu comptabiliser le nombre incroyable de SMS et d'appels téléphoniques faisant la promotion de leurs extraordinaires formations afin que je m'y inscrive comme le font les démarcheurs commerciaux pour leurs produits d'isolation, de mutuelles, de placements …

SERAPHIN PH ou les futures T2A qui arrivent avec force dans les champs du soin et de la santé mentale, le médico-social va s'orienter clairement vers un processus entrepreneurial, à savoir un supermarché de la prestation dont on peut redouter la destruction des prises en compte de l'appareil psychique, appareil impalpable, certes, mais aussi réel que l'appareil respiratoire ou digestif.

« *En même temps* »… se véhiculent des mots d'ordre tels que : performances, excellence, compétences, qualité.

Qualité, d'ailleurs, dont les pouvoirs publics ont formalisé un Référentiel national afin d'évaluer les dispositifs de contrôle de l'éthique mis en œuvre par les organismes gestionnaires.

De quoi ces « paradoxes » sont-ils le nom ?

La conscience politique, la démocratie[3] s'émoussent, dit-on ; et s'enlise plus que jamais. En sont pour preuves les taux d'abstention aux dernières élections.

Nos dirigeants ont voulu réinventer un « État Providence du XXIe siècle » (*sic* !).

Qu'en dirait Keynes ? Paix à son âme.

Le socle des années 45 traversé par une volonté affichée de solidarité était formulé comme suit :

« Donner selon ses moyens, recevoir selon ses besoins ».

Il est rabattu aujourd'hui sous la théorie du « *ruissellement* »… Il s'agit plutôt de la théorie du geyser qui prend sa source dans les pulsions les plus débridées.

L'œuvre dans la cité a été confisquée au citoyen, dès lors muselé.

Reste un individu qui fonctionne en circuit fermé : produire, consommer, jeter.

Les fondements anthropologiques de l'organisation sociétale[4] (Mauss, 1925) à savoir : « *donner, recevoir, rendre* » (transmettre) sont passés à la trappe et l'on assiste à la fabrique d'un être saturé qui ne doit manquer de rien. Mais, en revanche, il doit servir à tout prix les lois du marché. Ceux qui valent sont les productifs, ainsi étudiants, demandeurs d'emploi,

---

[3] Définition démocratie : forme de gouvernement dans laquelle la souveraineté appartient au peuple.

[4] En référence aux travaux de Marcel MAUSS : « essai sur le don ».

retraités, blessés de l'existence *(« ceux qui ne sont rien »)* sont méprisés par cette idéologie du profit.

Les travailleurs sociaux ne génèrent pas de biens matériels et sont devenus les indigents des travailleurs d'aujourd'hui.

Les principes républicains et notamment celui de la fraternité, sont mis à mal, car menaçants pour un système noyauté par la promotion de l'individu, individu réduit en moyen d'accroissement incommensurable des richesses de quelques-uns aux dépens d'une finalité qui inscrirait l'être singulier parmi et avec les autres, concepteur, acteur du bien com-mun.

Le refus d'agrément de la certification de PSYCHASOC par France « compétence » est **une honte**. Je suis fâchée et attristée par une telle décision.

J'ai espoir en la constitution originelle de l'Homme qui, en tant qu'il est humain, ne marchera jamais au pas.

Le symptôme, signature du nom propre de tout être parlant, sera toujours irréductible et conduira à la levée, quelle qu'en soit la forme... de la confiscation de la liberté d'agir, penser, parler. Il ne peut en être autrement.

En attendant, quels que soient nos lieux, places, et fonctions, cette décision réaffirme notre position de résistants et renforce l'énergie à tenir bon la barre de l'éthique de l'œuvre d'humanisation.

BIBLIOGRAPHIE

MAUSS M., 1925, « *Essai sur le don. Forme et raison de l'échange dans les sociétés archaïques* » (2012), PUF, Paris.

DÉMARCHE-QUALITÉ DANS LE TRAVAIL SOCIAL LE PARADOXE DE L'ÉVALUATION

Stéphanie Rieu[1]

Du paradoxe de l'éducateur

J'avais un formateur à l'école de travail social, qui nous disait que l'éducateur vivait dans des paradoxes et que le premier de ces paradoxes, c'est qu'il travaillait à sa propre disparition. J'ai toujours beaucoup aimé cette manière de définir notre métier puisqu'effectivement, l'idée dans l'accompagnement, c'est de faire en sorte d'étayer suffisamment pour que la personne se débrouille sans nous au bout du compte.

C'est d'accepter le risque de la relation et celui du non maîtrisable parce que sans ça, rien ne peut advenir. C'est prendre conscience que des tas de choses se jouent en dehors de notre regard, de notre désir, de notre pouvoir et que toute l'astuce consiste à se placer dans un puzzle dont nous n'aurons jamais une image complète.

Être une pièce mobile et protéiforme selon la situation et les besoins. J'aimais cette idée du métier parce que ça nous gardait vivants, parce que l'on était sûr de ne jamais s'ennuyer et aussi (surtout) parce qu'elle était la garantie que le pouvoir n'était pas entre nos seules mains de professionnels. Ça répondait à mon idéal d'émancipation et de transfor-mation sociale. À ma place d'actrice politique dans le paysage social. C'était un peu comme partir à l'aventure chaque matin. Retrouver tous ces gens et redécouvrir tous les jours comment être ensemble. Faire avec eux. Mesurer à l'aune

---

[1] Après avoir passé un diplôme de monitrice-éducatrice, a travaillé pendant dix ans auprès d'adultes handicapés au sein d'un Foyer de Vie, d'abord sur l'espace du quotidien, puis les dernières années, en tant qu'animatrice de l'atelier jardin dont le projet était de créer une interface entre le « dedans » et le « dehors », de permettre aux résidents et aux autres habitants du quartier d'être en lien à travers tout ce qu'un jardin peut offrir de possibles. A raconté cette expérience dans une Conférence Gesticulée : « La démarche-qualité dans l'éducation spécialisée, j'en veux pas ! », *Ce qui compte, ne se compte pas mais se raconte…* https://conferences-gesticulees.net/conferences/la-demarche-qualite-dans-leducation-specialisee-jen-veux-pas-ce-qui-compte-ne-se-compte-pas-mais-se-raconte/.

d'un sourire, d'un petit pas de fourmi ce qui avait bougé, là où les difficultés s'amenuisaient et parfois même, s'en rendre compte longtemps après… « dis donc, tu trouves pas que Jean-Claude s'est posé depuis quelque temps ? ».

Tiens donc, mais qu'est-ce qu'on a changé ? Parfois pas grand-chose. Peut-être qu'on avait pu se dire entre collègues au détour d'un couloir à quel point Jean-Claude pouvait être fatigant parfois… peut-être que l'un de nous avait fait remarquer quelques moments plus calmes avec Jean-Claude sur le canapé où il s'assoupissait pour peu que le groupe autour ne s'agite pas trop.

Peut-être que dans ce moment de décalage à plusieurs, les regards avaient eu une autre focale et qu'ensuite, dans les pratiques, ça avait alimenté mine de rien une attitude, qu'on avait lâché du lest avec Jean-Claude, l'excité de service, le bouc émissaire, qu'on avait mieux supporté l'insupportable répétition de ses phrases stéréotypées et par-là même réussit à apaiser un peu ses angoisses.

Peut-être qu'on s'était moins senti obligé d'arriver à un résultat et de forcer la marche. Peut-être qu'on s'était mis un peu à sa place, dans sa grille de lecture à lui, dans son décryptage du réel et qu'on avait réussi à mieux le comprendre. Peut-être qu'on l'avait accueilli dans ce qu'il était au lieu d'essayer à toute force de le faire rentrer dans des cases prédécoupées.

Quand on travaille avec ces gens peu ordinaires, dans tout ce tordu, ce penché, ce « qui ne va pas de soi et qu'il faut déconstruire patiemment » ça paraît dingue de penser qu'ils vont entrer dans de jolies boîtes bien faites, aux arêtes nettes et sans plus rien qui dépasse.

Déjà, c'est dingue de le penser dans nos expériences d'ordinaire alors avec eux…

Le métier, pour moi, c'était d'aider les personnes à inventer des cases à leur mesure, des cases-empreintes d'elles-mêmes dans lesquelles elles pourraient se couler sans effort et surtout remodeler les contours sans avoir à demander la permission.

Sans que ça soit toujours prévu, encadré, mesuré, empêché par de tristes réglementations qui n'ont rien à voir avec leurs vies et servent seulement à protéger les systèmes d'un éventuel désordre, de tout changement impulsé par ceux à qui ils devraient servir, qui en sont au cœur et qui devraient en avoir la maîtrise.

De l'art de renverser le problème et de brouiller les pistes

Le mensonge de la nouveauté

Et pourtant... autre paradoxe... quand la démarche-qualité s'est imposée sur mon lieu de travail (un Foyer de Vie qui accueillait 32 résidents), et a entraîné l'avènement de nouveaux cadres (responsables de l'établissement, j'entends !) (cor-) rompus aux pratiques du management et de toute une armada de nouveaux principes dénaturant et éliminant toute possibilité de débat, de construction collective des stratégies d'accompagnement par des plannings individualisés à outrance, des temps de présence où la règle était : le moins de professionnels possible en même temps sur le lieu de travail de manière à rentabiliser (mais rentabiliser quoi ? Sûrement pas la pensée), quasiment plus de temps de réunion partagé par tous, et que je m'en plaignais, argumentant sur le fait que la réunion ou les écrits font partie du travail au même titre que le temps d'accompagnement effectif avec les résidents, que ce n'était pas des « trucs » que l'on fait en plus quand on a le temps, mais qu'ils sont fondateurs et indissociables de nos pratiques, on me rétorquait avec hauteur que j'étais « résistante au changement » !

Alors, résistante, ça oui, c'est une évidence ! À la fois tenace et dans la défense perpétuelle de ce qui a fondé ma pratique professionnelle, l'histoire et les valeurs qu'il me semble important de continuer à défendre. Mais au changement ? De quel changement parle-t-on ? C'est là tout le paradoxe (ou devrais-je dire l'arnaque ?), de ce changement qu'on nous vend comme inéluctable et auquel on devrait s'adapter sans broncher sous peine de passer pour des réactionnaires archaïques, des ennemis de la modernité, des gens qui ne veulent pas voir la poussière balayée à la hâte sous les tapis, les squelettes de nos placards profes-sionnels. Parce que le changement, moi, j'y travaille depuis toujours ! Avec de pauvres moyens, sûrement, ceux qui me sont accessibles. Mais c'est bien l'idée de transformer les rapports humains qui m'anime quand je viens travailler tous les jours.

Changer ce rapport descendant des puissants sur les faibles, des riches sur les pauvres, des hommes sur les femmes, des blancs sur les autres, des valides sur les moins valides. Faire en sorte que de sa place, la parole de chacun puisse être vectrice de transformation sociale, qu'elle puisse agir sur l'environnement et les contextes qui nous concernent. Déconstruire les rapports de domination, les rendre visibles pour que l'on puisse agir dessus où que l'on se situe. Y compris quand c'est moi qui suis censée détenir un pouvoir sur les autres (et on sait à quel point on en a du pouvoir, lorsque l'on se trouve à nos places, il ne s'agirait pas d'en abuser et c'est pour ça que c'est important que l'on en soit conscient) !

La démarche-qualité, les modèles de management et d'organisation du travail que l'on nous somme d'adopter comme une innovation et un moyen d'améliorer nos pratiques, ne sont rien d'autre que cette bonne vieille idéologie néolibérale qui tape à la porte des derniers espaces à coloniser. Rien de nouveau sous le soleil. Juste une uniformisation des modes de pensées, une tentative de tayloriser, de rendre prévisibles et sans risque pour le pouvoir les derniers espaces où la pensée construite en collectif pouvait se targuer de produire de la transformation sociale.

Des « experts » qui viennent nous expliquer comment on doit travailler. Comment on doit se conformer à leurs « bonnes pratiques » pour enfin, arrêter d'être maltraitants, évacuer les risques potentiels, anticiper les problèmes et produire de jolies cases. Pour ceux qui n'y rentreraient pas, c'est qu'il n'y aurait plus rien à faire.

Le mythe de la maltraitance enfin éradiquée

Un autre paradoxe, cette espèce de mea culpa du secteur médico-social, qui, lorsqu'il veut défendre ce qu'on nous impose comme une avancée, se rappelle qu'en son temps, il y avait de la maltraitance dans les établissements. D'abord il y en a toujours, car l'institution qui ne met pas en place les conditions d'une analyse réflexive de ses modes d'organi-sation et ne permet pas à ceux qui y vivent d'agir sur leur espace de vie sociale en n'en étant pas simplement des usagers, est par essence une institution systémiquement maltraitante.

Ensuite quand l'objectif central de l'organisation du travail consiste à se doter d'outils qui permettent de rendre compte en permanence et à l'instant T, le plus rapidement possible sans plus jamais se laisser le temps de voir venir, de valider ou non des hypothèses de travail au long cours, la préoccupation centrale devient administrative et non plus humaine. Comment continuer à accompagner dans ces conditions ?

En s'occupant du visible, du factuel et en laissant sur le carreau ce qui fait la subtilité et la nuance : l'attention portée, le fragile, le tout menu, ce qui ne se voit jamais du premier coup d'œil, mais nécessite d'être rompu aux habitudes de l'interaction. Ce qui ne peut se construire que dans le temps et très souvent dans l'indicible. En laissant l'essentiel de côté. En abandonnant notre éthique, notre expertise, nos savoir-faire et notre responsabilité envers toutes ces vies. En n'accompagnant plus que de très loin. Et je vous prie de croire que si ça nous fait violence, celle qu'ils subissent par ricochet est d'autant plus forte.

Dans tout groupe humain, il y a de la violence, symbolique ou réelle, et des rapports inégalitaires. Dans certains plus que d'autres et, dans un établissement médico-social, la différence des places et des statuts de chacun, la « vulnérabilité » instituée des personnes qu'on accompagne sont autant de points de vigilance à avoir. L'évaluation telle que pensée par les experts ne permet en rien de régler les problèmes de maltraitance puisqu'elle va seulement vérifier qu'en cas de maltraitance, un protocole est mis en place. Et ça suffit. Évaluation positive, on n'en parle plus ! Pendant ce temps, on fait l'économie de s'interroger sur ce qu'on qualifie de maltraitance, de comment la maltraitance arrive (en EHPAD, il est maltraitant de disposer de seulement 5 minutes pour la toilette d'un ou d'une résidante, mais cette maltraitance est organisée par les politiques publiques puisqu'on a évalué de manière théorique le temps nécessaire aux gestes qui font la toilette et à partir de ce calcul, donné une enveloppe financière correspondant au nombre de professionnels « nécessaires »).

La rationalisation des moyens humains, c'est maltraitant. Est-ce que c'est pris en compte dans la démarche-qualité ? Absolument pas. Il y a de la maltraitance dans les endroits où on abandonne les professionnels à leur sort, ceux dans lesquels il n'y a plus de pensée collective de nos métiers, ceux dans lesquels on demande aux équipes d'exécuter sans penser, de ne plus être responsables, de cocher des cases dans des logiciels au lieu de partager du temps avec les autres, ceux dans lesquels il n'y a plus de vécu commun au-delà de celui qui rentre dans les procédures écrites.

Il y a de la maltraitance quand, collectivement, on ne sent plus la légitimité de réguler ce qui se passe dans nos espaces de travail, quand la parole est une perte de temps et le temps de l'argent, quand les directeur(ice)s ne soutiennent pas le travail, mais le contrôlent. Et il y a d'autant plus de maltraitance qu'on maltraite les professionnels. Des professionnels qui ont vu leurs métiers subir un changement radical de repères, ce qui aboutit au sentiment de ne plus maîtriser les situations professionnelles pour lesquelles ils ont été formés et à une perte profonde du sens.

Du véritable statut du risque et de ses implications

Il est paradoxal aussi de reprendre à notre compte une idéologie qui prône le risque zéro alors que nous savons tous, dans nos expériences professionnelles et dans notre chair que c'est complètement contre-productif (voire délirant) dans le cadre de la relation d'accompagnement, quelle qu'elle soit. Nous avons tous en nous des récits, des vignettes cliniques qui montrent que la relation est, de fait, une prise de risque. Et avec quoi travaillons-nous si ce n'est notre envie de l'autre, cet appétit d'être en lien, de comprendre, de construire avec lui ? Comment aller à la rencontre sans aller sur le terrain de celui que l'on cherche ? Comment le comprendre sans faire les liens entre ce qui nous ressemble et ce qui nous éloigne ? Comment le faire sans écouter ce qui nous est propre : nos émotions, nos ressentis, notre vécu et nos propres blessures, nos envies de réparation ?

On sait tous au fond de nous, même à l'heure où on nous rebat les oreilles de la « bonne » distance sans jamais chercher à interroger ce que ça peut bien vouloir dire dans le cadre d'une relation singulière, que nos outils sont ceux-là. Qu'ils sont à dix mille lieux de protocoles repro-ductibles à l'infini et que les « accidents » du quotidien, ceux qui n'étaient pas prévus ou attendus, sont autant de clés de compréhension, de moyens de remettre sur l'établi nos certitudes pour les réinterroger et sans relâche se repositionner dans le lien à l'autre. On le sait et pourtant on se laisse déposséder. On fait avec, ou on essaye, alors que ça tue l'essence même de nos métiers. On incrimine ce fameux « principe de réalité » sans jamais se dire qu'il est la réalité des dominants et qu'il y en a d'autres, des réalités, qui valent le coup.

Moi, j'ai la rage de voir à quel point on s'est vite accoutumé à courir derrière le leurre de la pensée objective comme de bons lévriers. Comme on a eu vite fait de laisser derrière nous nos communs, nos savoir-faire, notre culture professionnelle. Comme cette épée de Damoclès qui plane – notre responsabilité pointée du doigt en cas d'accident –, paralyse la pensée à tous les niveaux de décisions. L'idée selon laquelle il faut évacuer tous les risques au moyen de procédures est une idée dangereuse et liberticide. Dans un article de la revue *Le Sociographe*, Gilles Brandibas et Fréderic Mazarin nous disent que : « Être compétent, c'est prendre des risques. Prendre des risques, c'est assurer une responsabilité. Être responsable de, c'est pouvoir répondre de son action, dire en quoi elle fait sens, y compris un acte dont toutes les conséquences ne sont pas prévisibles, cela légitime notre parole d'expert et nous convoque non pas à nous justifier, mais à argumenter nos choix et nos décisions, non du côté de la culpabilité, mais de celui de la responsabilité » (Brandibas & Mazarin, 2014, p. 66).

Cela nous conduit à être autonomes. Et l'autonomie, c'est dangereux. Ça risque de rendre libres et conscients. Ça risque de pousser les gens à se révolter. Ça risque de faire tomber un système économique et politique qui va à l'encontre des humains, qui fait la guerre aux pauvres et aux pas pareils pour qu'une poignée de privilégiés amassent de la richesse en confisquant l'intelligence. Finalement, pour le pouvoir, combattre le risque n'a rien d'un paradoxe.

Résister !

Alors, quoi faire ? Il est vain et complètement inutile de croire que l'on peut s'accommoder de ce que prônent les démarches-qualité dans nos métiers. Il n'existe aucune utilisation intelligente et adaptable de ces méthodes. Tricher ne sert à rien : tout le monde sait bien – et le pouvoir en premier – que si les principes de la démarche-qualité étaient appliqués à la lettre, on aboutirait à la paralysie des systèmes. Ce risque-là, nous les professionnels, sommes incapables de le prendre puisqu'au bout de notre chaîne (dans les deux sens du terme), se trouvent des humains.

Dans mon établissement, les professionnels devaient prendre la température des plats avant de les servir aux résidents et la reporter sur des grilles mensuelles qu'ils descendaient ensuite au secrétariat. La raison invoquée était d'éviter le développement de micro-organismes dans les aliments : les plats, pourtant cuisinés sur place et montant simplement d'un étage dans des caissons isothermes, devaient, à cœur, avoir une température supérieure ou égale à 63°, sous peine de risque de contamination bactérienne.

Rapidement, pour se débarrasser d'une autre action stupide et dénuée de sens, tout le monde s'est mis à noter au pif. Un pied de nez au système, mais une colonisation de la pensée tout de même : pendant qu'on est occupé à contourner, on ne porte pas attention à ce que l'on devrait, ça nous prend une énergie que l'on ne met plus au service des résidents. Je ne suis même pas sûre que ces tableaux étaient ensuite exploités d'une quelconque façon, mais le message sous-jacent, lui, produisait son effet :

on vous a à l'œil, on trace tout et vous serez cou-pables en cas de problème.

Si aucun éducateur n'avait voulu prendre la responsabilité des températures, si tout le monde avait rendu feuille blanche et considéré que cette responsabilité-là, ce sont les cadres de l'établissement qui devaient la prendre (nous n'avons pas de formation HACCP !), cela aurait pu générer des espaces de discussion. Les cadres se seraient vite lassés de monter sur les groupes en dehors des horaires de bureau pour respecter le protocole et prendre eux-mêmes la température des plats. Ils n'auraient pas pu non plus sanctionner tout le monde sans aller sur le terrain de la revendication collective en réaction.

On aurait pu refaire corps ! On aurait peut-être pu alors, reparler du sens de nos métiers et abandonner ces pratiques, considérer que le rôle d'un responsable d'établissement est bien de prendre le risque sur lui, le risque inhérent à toute pratique de vie en collectivité. C'est pour ça qu'il est là et bien payé ! Dans certains établissements, les professionnels ont pu revendiquer d'évaluer leur travail à la lumière de leurs propres critères et référentiels. C'est un pis-aller. C'est oublier que nous avons nos propres outils, nos propres espaces d'analyses et de partage, un cadre qui garantit la qualité de nos accompagnements et que l'on peut réinvestir si tant est que l'on soit prêts à défendre deux choses : l'essence politique de l'action sociale et la prise en compte du collectif comme son outil principal. Je crois que le seul moyen d'enrayer la machine serait de mettre au grand jour cette vérité toute bête : le système capitaliste est notre ennemi, il est très fort et le seul moyen de lui résister est donc d'entrer en résistance. Mais pas tout seul et plus dans les marges ! Faut qu'on s'en parle partout, en dehors des cadres et des espaces bornés, qu'on s'émancipe et qu'on ose prendre des risques.

Je crois qu'il faut que l'on admette l'idée que c'est une guerre politique que nous devons mener, que nous relevions la tête, que l'on se remette en mémoire les choses qui comptent, la place de l'autre, celui qu'on accompagne, qu'on arrête de le sacrifier au système parce que c'est aussi nous qu'on sacrifie, qu'on récupère nos mots, notre pensée pour croire de nouveau en nous.

Utiliser pour cela un mot tout simple et accessible à tous, un mot de trois lettres seulement, qui ne prend pas beaucoup de place, un mot que, collectivement, on savait bien prononcer avant.

Juste dire non.

BIBLIOGRAPHIE

BRANDIBAS G. & MAZARIN F., 2014, « Oser le risque. Anticipation et responsabilité », Le risque des paradoxes, *Le Sociographe*, n° 45, Champ Social édition, p. 65-72.

RIEU S., 2021, Conférence Gesticulée, « La démarche-qualité dans l'éducation spécialisée, j'en veux pas ! », *Ce qui compte, ne se compte pas, mais se raconte… https://conferences-gesticulees.net/conferences/la-demarche-qualite-dans-leducation-specialisee-jen-veux-pas-ce-qui-compte-ne-se-compte-pas-mais-se-raconte/.*

REFUSER LA DÉMARCHE QUALITÉ UN IMPÉRATIF POLITIQUE, SYNDICAL ET MORAL

Franck Lepage[1]

Importée du management des entreprises via le « *new public management* », imposée dans les métiers de la relation sociale (éducatif, médical, médico-social, socioculturel, socio-éducatif, etc.), la Démarche Qualité (DQ) s'inscrit dans la privatisation des services publics ou associatifs décidée en 1994 à l'OMC avec l'Accord général sur le commerce des services (AGCS), refusé par référendum en 2005 puis imposé en 2007 dans un traité constitutionnel européen.

Un impératif politique : combattre la marchandisation des services

Vue du côté des travailleurs, la démarche qualité est souvent perçue comme une nouvelle lubie des directions n'amenant que complications et tracasseries inutiles, instaurant des règles de contrôles sans prises avec la réalité, souvent absurdes et dont on se passerait bien dans un environnement de travail déjà surchargé, en constante réduction des moyens au nom d'une rationalisation des tâches qui ne fait généralement qu'empirer la situation. En somme une ânerie de plus à faire avec !

Or la DQ est bien plus qu'une simple nouveauté dans l'organisation du travail, elle procède d'un *projet politique global*, et à ce titre mérite d'être combattue pour ce qu'elle est : un changement de société réalisant le dangereux fantasme d'une société débarrassée des services publics livrés aux lois du marché. À ce titre c'est d'abord politiquement qu'il convient de l'appréhender. Dans *Libres d'obéir*, l'historien du nazisme Yohann Chapoutot (2020) revient sur les origines du management moderne et

[1] Franck Lepage participe depuis 2004 au mouvement des conférences gesticulées au sein de divers collectifs d'éducation populaire politique.

rappelle qu'en tant que projet culturel, social et politique global, le nazisme était l'aboutissement d'un capitalisme livré à sa propre logique, sans obstacle, incluant une forme spécifique de mise au travail des individus devenus responsables de l'obligation de résultat au prétexte d'autonomie, d'initiative, et de fixation toujours croissante d'objectifs de production de services publics transformés en « agences ».

Et de fait, en 1945, afin qu'il n'y ait « plus jamais ça », les nations démocratiques remirent en place des régulations du capitalisme, dites « keynesiennes » articulées sur de grands services publics sous contrôle de l'État, partant du principe que les grandes fonctions qui organisent la vie en société – santé, éducation, action sociale, culture, ne devraient pas relever du rapport marchand. C'est la décision de préserver de la marchandise certaines fonctions sociales qui fait une civilisation. Très tôt, des intellectuels autour de Friedrich Von Hayeck ou Milton Friedman prendront le contrepied de cette idée et théoriseront à l'inverse le principe d'une société entièrement livrée aux marchés, débarrassée de la notion de service public, et réaffectant le rôle de l'État à la profitabilité des entreprises, meilleure garante selon eux de la paix et de la prospérité. Ce que l'on a appelé le « néo-libéralisme », façon de revisiter l'hypothèse du philosophe Adam Smith, selon laquelle la liberté du commerce serait la meilleure garantie de la paix et de la démocratie. Par vagues théoriques successives, de la « rationalisation des Choix Budgétaires » (RCB) des années soixante à la « Gestion Axée Résultat » (GAR) des années soixante-dix puis dans les années 80 à la « méthodologie de projet », c'est la *même idéologie de privatisation* qui s'élabore aux États-Unis, puis s'exporte dans l'Union européenne. L'univers social – dont le travail est une dimension essentielle – est aujourd'hui soumis à cette accélération dangereuse d'un capitalisme à nouveau libéré de ses entraves, dérégulation baptisée « mondialisation », ou « néo libéralisme ».

Les personnels qui subissent la démarche qualité, les directions qui la font subir contre l'intelligence de leurs équipes, devraient au moins avoir en tête que cette idéologie a une histoire et une géographie : l'organi-sation américaine ISO (International Standard Organisation) dont la philosophie est l'industrialisation et la standardisation des fonctions sociales, éducatives, de santé, etc., par leur alignement sur le modèle de l'entreprise privée. Un service public n'est privatisable qu'à condition d'être standardisé et que la rationalité gestionnaire y soit devenue prédominante sur toute autre considération, relationnelle, de soin, d'expérimentation, etc., ce que la DQ nomme « l'orientation client ». En prétendant « mettre l'usager au cœur du dispositif » (expression d'une affligeante stupidité : l'élève au centre de l'école, le malade au centre du soin, etc.), la DQ transforme « l'usager » d'un service public (principe d'égalité de traitement) en « client » (principe de satisfaction différen-ciée). La destruction de l'hôpital public, la marchandisation de l'éduca-tion passent par la démarche qualité, tout comme la mise à mort du service de conseil aux chômeurs qui était le cœur de métier des agents de l'ANPE, transformé avec « pôle-emploi « en points de vente à des chômeurs de formations opportunistes par des officines privées.

Il faut le génie et le courage de « conseillers » qui n'ont droit qu'à vingt minutes pour « caser » un DE (demandeur d'emploi) dont ils gèrent un « portefeuille » (SIC) dans une de ces formations inutiles, pour inscrire de faux rendez-vous de faux demandeurs et récupérer du temps de discussion, de conseil d'écoute et d'accueil des personnes pendant 40 minutes. Cela suppose d'enfreindre administrativement la démarche qualité, de se mettre hors règlement, de prendre un risque professionnel pour pouvoir faire simplement dignement son métier et préserver un esprit de service public.

Un impératif syndical : résister à la destruction des métiers

Pour la sociologue du travail Danièle Linhart (2015), la confiscation de la professionnalité (du métier) résume toute l'histoire du manage-ment. Si Charles Taylor transformait les travailleurs en machines, le management moderne obtient le même résultat en ne voyant plus au contraire dans les travailleurs que de simples sujets psychologiques, hommes et femmes doté(e)s d'une capacité comportementale adaptative liée à leur personnalité propre : « *De la déshumanisation à la surhuma-nisation, c'est toujours la professionnalité qui est niée* ». En ne voulant plus voir chez les travailleurs que des hommes et des femmes auscultées sur leur soumission à mettre en œuvre des processus figés, c'est toujours à leur professionnalité que le management s'attaque, différemment que chez Taylor, mais pour les mêmes raisons.

Réunies à Marseille en 1971, les assises du patronat se posent la question d'en finir avec le pouvoir des syndicats qui a vu se lever une grève générale trois ans plus tôt. Des conseillers américains en management expliqueront qu'affaiblir le syndicalisme suppose d'affaiblir l'idée de métier jusqu'à ne plus pouvoir la penser. Obsession aussi vieille que le mouvement ouvrier lui-même. La nouveauté est de remplacer la *qualification* (savoir-faire) qui permet de se regrouper par métiers, par la *compétence* (savoir-être) individuelle qui ne permet plus l'organisation collective et ne traite plus le travailleur que sous l'angle de son comportement.

Résister à la « démarche qualité », la refuser, la combattre par tous les moyens, la détourner par toutes les ruses, la saboter partout et en tout temps est aujourd'hui pour les travailleurs/euses un impératif moral autant que politique. Avec une niaiserie comme la « roue de Deming », le management ne se contente pas de réinventer l'eau tiède (prévoir-faire-contrôler–réagir : une trouvaille !!!), il instille le fantasme totalitaire de « l'amélioration continue » (ACQ) dans le moral des équipes, les soumettant à une injonction paradoxale dévastatrice pour des travailleurs qui n'ont pas attendu *Deming* pour se préoccuper de la qualité de ce qu'ils faisaient. Il offre à des directions peu soucieuses de la santé morale de leurs équipes, une occasion supplémentaire de contrôle et de pouvoir d'autant plus pervers qu'il est déconnecté du réel du travail.

Un contrôle qui tourne à vide, qui devient sa propre raison d'être : une idéologie déguisée en arguments de sécurité, de bientraitance et de satisfaction des usagers. On retrouve ici la matrice de la perversité en psychanalyse : faire le mal au nom des grands principes.

Un impératif moral : restaurer sa dignité

Consentir à l'absurde : quand l'aliénation dans un dispositif de soumission à l'inepte est à ce point destructeur de la personnalité, *le sabotage est un acte de survie psychique et de restauration de la dignité du sujet.* Il s'agit en réalité d'un meilleur choix possible sauf à prendre le risque de l'effondrement joliment appelé « burn-out » dans la novlangue managériale, plus prosaïque dans sa traduction française d'épuisement professionnel.

Stéphanie R. était éducatrice dans un foyer de vie pour handicapés mentaux, la démarche qualité a imposé aux éducateurs de prendre la température des plats avant de servir les résidents, et de reporter ces températures dans un tableur Excel. (2021). Quand la perte de temps se combine avec l'absurdité de la demande, se soumettre à une imbécillité abyssale relevant d'une idéologie sécuritaire, c'est renoncer à une part de soi : sa part d'intelligence. Céder n'est pas consentir, consentir n'est pas désirer. L'équipe a fait valoir que c'était à la direction de s'occuper de ces tâches si elle y tenait tant.

Car la démarche qualité prive le travailleur d'une ressource précieuse pour organiser son travail : le *temps* ! La DQ qui impose aux conseillères d'une mission locale de ne pas laisser sonner le téléphone plus de trois fois sans décrocher (satisfaction client) ou qui impose une toilette en six minutes à l'hôpital fait fi de la ressource principale du métier d'infirmière : le temps que l'on accorde à un(e) patient(e) pour parler, dimension du soin bannie par une démarche « qualité » qui s'attaque à la qualité même.

Le fantasme névrotique d'amélioration continue de la qualité (ACQ) fait l'impasse sur le fait que dans la qualité (la vraie) entrent des éléments aussi fondamentaux que l'échec, l'erreur, l'hésitation, l'enthousiasme, la subjectivité, la conflictualité, la colère, l'exploration des contradictions... sans lesquels la vie même n'existe pas. Si la démocratie est tout entière résumée dans le travail des contradictions, en se débarrassant des contradictions, la démarche qualité se débarrasse de la démocratie, dans les équipes comme dans la société.

Le cœur du travail réside dans la fierté de ce que l'on fait, dans cette certitude de savoir inventer son travail, de résoudre les difficultés, et de modifier sa façon de faire vers toujours plus de satisfaction, ce qui suppose la liberté : « travailler c'est trouvailler » (Molinier, 2006, p. 113-129) c'est refaire autorité sur son métier. C'est avoir les conditions favorables, dans son travail, pour chercher, tâtonner, être en échec, puis faire une ou des trouvailles pour fabriquer des règles de travail. C'est avoir les espaces collectifs propices pour confronter ces trouvailles, de manière contradictoire et en respectant la singularité des pratiques, avec ses collègues, pairs, pour enrichir des règles de métier, là où le management s'applique à les détruire. Quand on ne peut plus inventer son métier, on n'a plus de métier. On suit des protocoles. On n'est plus rien.

La maîtrise sur le travail est l'enjeu central de la lutte des classes depuis plus de deux siècles : maîtrise du travail par les travailleurs eux-mêmes, ou confiscation du sens de la production par le patronat et la classe dirigeante. La démarche qualité confisque la maîtrise sur le travail. Les ingénieurs qualiticiens apparus dans les années quatre-vingt se sont postés derrière les travailleurs pour tout noter jusqu'au moindre savoir-faire et mettre en œuvre et redéployer à leur façon les fameux principes de Frédérick Taylor : l'étude de toutes les connaissances traditionnelles, leur enregistrement, leur classement et la transformation de ces connaissances en lois scientifiques.

Des travailleurs dépossédés du sens de leur travail, ou le projet fou de détruire notre humanité là où elle se réalise principalement : notre contribution à la société dans le travail.

Denis R., consultant en organisation est appelé dans une entreprise fabricant de pièces ultra-précises équipant des sous-marins. Le bureau des méthodes a évalué le temps de réalisation d'une pièce à un nombre d'heures. L'ouvrier qui va usiner la pièce rigole, il sait que le temps sera au moins quatre fois supérieur pour des raisons qui échappent aux ingénieurs des bureaux, mais il assure au consultant qu'il refuse absolu-ment qu'on les en informe ! Les ouvriers gardent leur savoir concret et laissent les ingénieurs délirer dans leur monde abstrait. (Rivière, 2021)

La démarche qualité dit : « jusqu'à maintenant vous ne saviez pas travailler, nous allons vous apprendre à travailler » et pour commencer, vous interdire de penser votre métier. Tout le monde sabote la démarche qualité : c'est même ce qui la fait tenir ! Si les travailleurs l'appliquaient à la lettre, tout se bloquerait tant ses préconisations sont bêtes ! Miracle de la « traçabilité » et de la tyrannie du tableur *Excel*, on ne ferait plus rien d'autre que de décrire à longueur de journée… ce que l'on ne fait pas !

Vincent B. est éducateur dans une Maison d'enfants à caractère social (MECS). La DQ dit que les dossiers des résidents doivent dorénavant être sous clef le week-end (protection des résidents)… quand les éducateurs ont le plus de risque d'avoir besoin de les consulter. La DQ dit aussi qu'un seul éducateur est nécessaire le matin, mais les éducateurs savent qu'à moins de deux, c'est l'assurance de la multiplica-tion des incidents. La DQ se fiche du contenu du travail. Elle exige le suivi de protocoles standards dans les institutions les moins susceptibles d'être standardisées.

La démarche qualité est un chantage

De nombreuses institutions de santé, d'éducation ou du social, voient leur financement conditionné à la mise en place d'une certification qualité. Le champ de la formation d'adultes à vocation émancipatrice a été détruit par la certification « Qualiopi » au profit des formations marchandes à vocation d'adaptation au marché de l'emploi : « Kafkaliopi »… au pays de la formation. Il aura suffi d'une saison pour dévaster le service public de la formation continue, conquête de haute lutte du mouvement ouvrier : le droit financé sur fonds publics de changer de métier. Des formations longues de plusieurs mois pour apprendre un nouveau métier, transformées en comptes individuels de formation sur lequel chacun cotise à hauteur de 500 euros par an, de quoi se payer un tout petit bout de compétence d'adaptabilité à son emploi dans une officine privée, le tout sous le regard bienveillant d'une agence : « France compé-tence » et à condition d'être certifié DQ *Qualiopi*.

Le juteux marché de la certification « qualité » s'est imposé comme chantage difficilement contournable. La refuser reste évidemment le choix d'institutions ou de directions conscientes et courageuses, mais les systèmes de financement par accréditation qui la rendent inévitable font aujourd'hui du sabotage une nécessité.

L'association X est engagée depuis trente ans dans l'accompagnement éducatif de jeunes en décrochage (scolaire, familial, personnel, etc.). Elle a développé une pédagogie originale basée sur la non-directivité et le respect du temps de mûrissement du désir de la personne. Elle forme à sa pédagogie des éducateurs en analyse de pratique. L'imposition brutale de la démarche qualité dans le secteur de la formation (*Qualiopi*) conditionnant désormais l'accès aux fonds publics, elle se voit réclamer des preuves d'un processus de formation continue d'un intervenant formateur très apprécié qui jouit de la confiance de l'association depuis trente ans. Devant l'attitude obtuse du certificateur *Qualiopi* par ailleurs radicalement incompétent en matière de formation, mais qui veut ses papiers dans son classeur prévu à cet effet, l'association n'a pas d'autre choix – comme des milliers d'autres en France – que de réaliser de fausses attestations de faux bilans de stages de fausses formations… *Qualiopi* est content, les classeurs sont remplis, la certification peut être attribuée !

Les boîtes de certification qui font vivre ce juteux marché viennent ponctionner les institutions pour leur vendre du vent. C'est une perte de temps et d'argent. Le bénéfice est nul. L'avantage néant. Les équipes sont abîmées pour la satisfaction de directions perverses ou soumises qui y voient une possibilité accrue de contrôle du personnel, ou de pseudo image de l'institution. Toute annonce de mise en place d'une démarche qualité dans une institution devrait se traduire par un mot d'ordre de grève des salariés, et un refus syndical clair. Madame L. est maintenant « référente qualité » dans cette association, pour peu qu'elle se soumette au langage dénué de sens imposé par la DQ, le prochain certificateur qui viendra empocher sa taxe, délivrera un satisfecit jusqu'à la prochaine inspection... la nouvelle *compétence* de madame L. est dorénavant de savoir mentir.

La démarche qualité est une oppression langagière

Parce que la démarche qualité s'abrite sous un vocable incritiquable, inquestionnable, donc inattaquable (la « qualité » qui peut s'y opposer ?), la résistance à la DQ passe par un incessant travail sur les mots : les mots, le sens des mots, la signification. Déconstruire les mots mensonge, relever le jargon d'entreprise, se battre mot par mot pour imposer nos mots. Car nos mots sont en lien avec le réel, le concret.

« Dans cette Maison d'enfants à caractère social (MECS), le mot "rationnaire" fut mis à toutes les sauces l'équipe s'est battue avec succès pour faire enlever le mot, et conserver le mot simple et évident enfant/adolescent/résidant. Il aura fallu pour cela expliquer à la direction la façon dont "rationnaire" déshumanise le jeune. Il n'est plus enfant/ados/résidant, mais un élément comptable, un élément chiffrable, sans visage, sans histoire. Car le rapport à la nourriture est un pan entier de l'éducatif. "Rationnaire" dit l'inverse. Nous sommes sûrs de la prestation. De l'économique. Le rationnaire est décorrélé de l'enfant-ados résidant. C'est un autre par ce mot. Et c'est surtout un mot bélier pour défoncer nos pratiques. Un mot parasite. Un mot-espion. Un mot trompeur ». (Vincent B.)

Trois facteurs de résistance s'offrent à nous :

– Convaincre et faire alliance avec les directions contre l'imposition de la DQ. En cas de chantage au financement, négocier avec les directions pour qu'elles assument de protéger leurs équipes et les aident à passer outre la DQ. Même si dans leur majorité, les directions trop heureuses de disposer d'un outil de contrôle et de pouvoir sur leurs équipes, mais aussi et de prestige pour leur entreprise ou association (le label qualité comme une reconnaissance) seront peu enclines à se ranger du côté des salariés, sauf à disposer d'une capacité d'analyse politique.

– Amener le mouvement syndical à s'emparer de la DQ, mais coincé par les éléments de langage le syndicalisme peine à se saisir d'une critique efficace du management : refuser le piège des « évaluations », l'impossibilité de « l'excellence », le mensonge de la « participation » ou de

« l'autonomie », la tyrannie des « objectifs » ou de la « traçabilité » sans parler des licenciements collectifs rebaptisés « plans de sauvegarde de l'emploi »... résister à cette *barbarie douce* (Le Goff, 2003) ne va pas de soi.

– Reste alors le sabotage. C'est en multipliant les témoignages de sabotage et de résistance au quotidien des milliers de travailleurs qui la subissent que nous amènerons le mouvement syndical à se saisir de cette urgence. C'est aux travailleurs eux-mêmes à se prendre en main et s'organiser pour refouler cette oppression. Saboter et contourner la DQ contre les directions qui y consentent et l'imposent, c'est refaire collectif, restaurer la dignité du travail, faire confiance à notre intelligence du métier et s'engager dans un acte politique décisif : c'est à nous de définir les critères qui font sens à nos yeux et sur lesquels nous acceptons de conduire des évaluations, c'est à nous de définir les critères qui peuvent et doivent donner lieu à des évaluations, c'est à nous et à personne d'autre de définir la qualité.

BIBLIOGRAPHIE

CHAPOUTOT J. 2020. « *Libres d'obéir, le management du nazisme à aujourd'hui* », Paris, Gallimard.

LE GOFF. 2003. « *La barbarie douce* », Paris, éditions La Découverte.

LINHART D. 2015. « *La Comédie humaine du travail, de la déshumanisation taylorienne à la sur-humanisation managériale* », Toulouse, Érès.

MOLINIER P. 2006. « *Travailler, c'est trouvailler. Les enjeux psychiques du travail : Introduction à la psychodynamique du travail* », Paris, Petite Bibliothèque Payot, p. 113-129.

RIEU S. 2021, « *La démarche qualité, j'en veux pas dans le médico-social* », Conférence gesticulée, Loguivy Plougras (22).
https://www.youtube.com/watch?v=5M9IeDcVhZw&t=2396s.

RIVIERE D. 2021. « Le mensonge du management », Conférence Gesticulée, Loguivy Plougras (22). https://www.youtube.com/watch?v=CTTHQTLlrVY.

DE LA NÉCESSITÉ D'ALTERNATIVES !

Marc André Maximin[1]

Nous venons de vivre une pandémie qui nous a déroutés et a fait vaciller nos certitudes, nous qui pensions que le progrès, la science, nous mettaient à l'abri de tout risque.

Un réel qui se dérobe, un présent envahissant on a perdu pied et l'expérience vécue a eu des impacts différents chez chacun d'entre nous, en mettant en avant avec acuité, l'importance du vivre ensemble.

Cela nous a tous concernés, à différents niveaux, mais de façon plus importante pour les plus vulnérables avec des conséquences humaines qui nous interpellent sur notre façon d'être ensemble et notre solidarité.

Cette période a représenté un temps paroxystique qui a jeté une lumière crue sur les inégalités de tous ordres qui rongent nos sociétés et qui a rendu sensible le désinvestissement et les carences massives de notre système de santé en général.

Rien que nous ne sachions déjà, mais lors de la pandémie, l'accumulation des incohérences entre les valeurs fondamentales du soin et la réalité imposée par une vision marchande et étriquée de la politique de santé s'est imposée à tous, même à ceux qui ne voulaient pas voir.

À tel point que pour parler du système de santé, notre président n'a pas eu besoin de lapsus révélateurs, il a simplement dit : « ce que révèle cette pandémie, c'est qu'il est des biens et des services qui doivent être placés en dehors des lois du marché ».

Comme s'il y avait d'autres lois que celles produites par les institutions politiques, et un marché comme une institution politique régie par des lois qui lui seraient propres.

---

[1] Marc MAXIMIN, psychiatre, compétence en psychiatrie option enfant et adolescent (Marseille). Temps partiel, exercice en libéral et dans le Médico-social (IME, CMPP, ITEP et HJ). Dernier texte : « Qui prend soin de qui ? » dans *Rapport sur la folie à l'âge capitaliste : Marx et Freud*, L'Harmattan, Psychanalyse et lien social, 2022, p. 57-71.

Les métiers de l'humain

Ces lois du marché qui s'appuient sur une idéologie économique dominante, fondée sur la croissance économique, s'imposent à nous pour assurer la prospérité des êtres humains et satisfaire nos désirs, s'ils coïncident avec les intérêts du marché.

C'est un modèle hégémonique, défini par l'absence de tout système alternatif, qui repose sur l'adhésion implicite de tous pour maintenir un ordre établi comme une priorité immuable et qui se nourrit et se renforce de sa critique.

On peut dire avec Dany-Robert Dufour (2007), que nous sommes tombés sous l'emprise d'un nouveau dieu qui se présente comme un remède à tous les maux et invite à une jouissance sans limite.

Ce système nous est présenté comme le seul possible, malgré l'impasse à laquelle il nous mène et cette absence d'alternatives est un manque fondamental, car les connaissances et le progrès s'alimentent, se renforcent de la mise en relation et en tension de sources et d'apports différents. Avec ce modèle, on a une société où la progression de l'individualisme apparaît comme inéluctable, ce qui tend à renforcer chacun dans son fantasme d'autonomie, de souveraineté de l'individu, où la solidarité s'estompe de plus en plus.

Ce fonctionnement, avec la loi du marché, réinscrit la question de la valeur dans les rapports sociaux à partir de la marchandisation des choses, qui conduit de fait à poser chaque individu comme une valeur mar-chande et rend les individus dépendant de ce que le marché leur vend.

On assiste ainsi à la préoccupation dominante pour chacun d'être complété et comblé par les objets, qui nous rendent dépendants et nous inscrivent dans une compulsion à consommer et une servitude qui se fait un devoir d'obéir à la volonté de performance et au souci de réussite.

Rien n'est vraiment interdit, rien n'est vraiment impossible comme dit Ehrenberg (1998), place à l'initiative personnelle.

Mais ce principe du chacun pour soi a été ébranlé par cette crise qui a montré avec le vécu de mise à distance des corps, des liens distendus, l'importance de l'autre qui est à la fois nécessaire et peut être dangereux.

On a ainsi pu constater que la créativité et l'engagement de tous les professionnels de ce qu'on appelle les métiers de l'humain ont permis d'éviter une catastrophe face à la violence de la pandémie et aussi la violence du constat désastreux de l'économie de la santé. L'enjeu de la connaissance des métiers de l'humain, de ces pratiques du soin, du prendre soin et de l'accompagnement, est bien celui de la reconnaissance de la dimension relationnelle comme constitutive d'un travail, d'une pratique qui ne s'inscrit pas que dans du naturel ou simplement dans de la quotidienneté voire une sollicitude genrée.

La crise nous a rappelé l'importance de la relation, et le fait qu'il faut en prendre soin et éviter que le savoir-faire l'emporte sur le savoir-être, que l'un soit valorisé alors que l'autre serait accessoire.

Pour reprendre une approche spinoziste (Macherey, 1998), « à l'homme rien n'est plus utile que l'homme », cette prise de conscience de la nécessité de nous soucier les uns des autres contribue à faire progresser chacun vers une réelle autonomie solidaire qui manque cruellement dans nos sociétés, qui posent trop souvent la concurrence comme une valeur au lieu de cultiver l'entraide et la solidarité.

Cette période de pandémie a permis une piqûre de rappel, car malgré tout l'apport de la technologie, elle a mis de nouveau en avant, la valeur fondamentale de ce qu'on appelle le souci de l'autre, une éthique de la sollicitude avec tout ce que cela comporte sur le plan de la santé, mais aussi dans une conception plus élargie des rapports humains.

Mais comment permettre par les politiques une reconnaissance de la place fondamentale de ces métiers de l'humain, quand ils ne sont même pas connus, car ils échappent aux normes de l'objectivité économique ?

De même, l'évolution du soin met en avant les progrès scientifique et technologique qui sont multiples et incessants, et la reconnaissance et l'attrait de leur efficacité croissante s'imposent dans les réformes, aux dépens de toutes autres approches qui sont considérées comme des soins secondaires, des soins au rabais. Tout cela tend à gommer la complexité du soin, sa dimension relationnelle et surtout pose le risque de l'émergence d'un modèle dominant, sans alternatives et qui édicte les valeurs, les normes acceptables et légitimes et celles à proscrire.

Ce modèle se développe et se renforce sur un discours qui s'impose comme étant le seul possible, le seul inscrit dans l'ordre naturel des choses, écartant de son champ d'autres tendances, au risque d'introduire des ruptures, des discontinuités et des dérives insurmontables et dange-reuses. Tout se limitera à la science, à la technologie et notre liberté se retrouvera circonscrite par notre propre production d'objets qui pren-dront des décisions à notre place, et qui à terme conditionneront algorithmiquement nos comportements, nos désirs et nos libertés.

Les progrès technologiques ne sont pas juste des choses réduites de leur matérialité, c'est aussi le rapport à ces choses nouvelles dans un monde dominé par un système où l'utilisation marchande des techniques définit un homme-objet, et peut induire une déshumanisation.

La diffusion implicite que pose l'hégémonie d'une idéologie marchande et de la technicité va équiper tous les espaces des soignants et produit des modalités de lien qui vont dans la continuité de l'idéologie qui les a créés et ainsi parler la langue de cette tendance. La réduction de la langue par cette hégémonie, le rétrécissement de l'expérience humaine à des choses immédiates, adéquates et performantes modifient notre façon de penser et d'appréhender les choses.

C'est une langue de communication qui a perdu sa fonction d'ouverture au monde et qui déploie une nouvelle modalité de fonctionnement dominée par la promotion de normes et de règles collectives auxquelles il convient de s'adapter.

Il suffit de voir dans de nombreuses associations Médico-sociale, la passion rééducative, véritable dressage dont les patients sont l'objet, sur fond de négation de la spécificité de leurs troubles, pour tenter à tout prix de les normaliser et rentrer ainsi « dans les clous » des protocoles et projets qui les gouvernent et modifient radicalement les métiers du prendre soin.

Dans cette dynamique, dans ce qu'on pourrait qualifier de retrait de l'humain, on peut comprendre le vécu de perte de sens, dans ces métiers caractérisés par le soin, le prendre soin et l'accompagnement. Ce vécu difficile chez les professionnels concernés est exacerbé par l'absence d'échanges et d'écoutes par les politiques, qui s'enferment dans l'obligation de la priorité de l'économie pour baliser leurs décisions.

Ces nouvelles modalités tendent à instrumentaliser le dispositif de santé mentale en rationnalisant des pratiques autour de la norme et de critères de bien-être avec le risque d'une stigmatisation des conduites humaines. L'influence de l'évaluation, des statistiques dans la construc-tion des normes, des troubles, ainsi que dans l'identification et la reconnaissance des individus prend, une importance jusqu'alors inusitée.

On fait alors rentrer l'individu dans la norme et on verra la mise en place de dispositifs d'expertise des comportements, des conduites qui définissent un homme comportemental avec ce que cela implique de gestion sociale et des risques d'exclusions. Évolution qui risque de traiter les hommes en termes de conduites et déviances, favorisant des prétentions totalisantes à gouverner l'humain dans ses comportements.

Dans cette société où le bien-être est devenu un but à atteindre, on peut dire comme Hannah Arendt (1958, p. 400) « ce qu'il y a de fâcheux avec les théories modernes du comportement, ce n'est pas qu'elles sont fausses, c'est qu'elles peuvent devenir vraies, c'est qu'elles sont en fait, la meilleure mise en concept possible de certaines tendances évidentes de la société moderne ».

On ne peut pas tout quantifier et il faut se rappeler quand il s'agit d'évaluer l'humain, que l'humain c'est ce qui reste lorsqu'on a tout évalué et donc c'est ce qui échappe.

Cela nous rappelle s'il en faut les limites et incohérences du travail procéduralisé, rendu transparent à la gestion qui évacue la complexité et modifie radicalement ce qui fonde les métiers de l'humain.

L'enjeu que soulève cette évolution n'est donc pas que scientifique, elle pose fondamentalement la question de l'humain, et du risque que l'homme soit de plus en plus absent de l'homme.

Tout n'est donc pas à jeter dans ce virus et il faut regarder avec attention comment le moment d'adaptation lors de la crise a remis en lumière l'importance de la dimension relationnelle qui s'était égarée dans les affres de la performance, de la norme et de l'individualisme.

Le constat que nous a amené à faire cette pandémie, c'est que nous avons tous besoin de personnes qui nous soutiennent, qui prennent soin de nous et qu'on est tous vulnérables à un moment donné, même si pas tous de la même façon et au même degré.

Le vécu des plus vulnérables pendant la crise nous a, lui aussi rappelé, avec des exemples douloureux, l'importance de ces métiers de l'humain, du vivre ensemble sur lequel le soin fonde son humanité.

L'exemple de notre attitude avec nos vieux pendant cette période a été significative avec la question du lieu d'accueil et d'un système institutionnel fermé, car il n'y a pas de lieu sans qu'il puisse y avoir une ouverture. Dérives, maltraitance où il est possible d'apercevoir ce qui se montre de l'homme dans cette déshumanisation envers les vieux et d'en tirer des éclaircissements sur l'enjeu humain qui nous concerne tous et que représente la vieillesse.

Plus qu'un changement de valeurs, il s'agit d'une prise de conscience que ces métiers qui comptent, car ils essayent de maintenir du lien, de la sollicitude et du prendre soin pour tous, sont en fait ceux qui comptent le moins dans une échelle de valeurs économiques.

Ce temps aurait pu servir, pour que ces métiers complexes et divers qui échappent aux normes de l'objectivité économique et qui ne sont pas suffisamment connus, tout comme leur importance et leur utilité, puissent enfin être reconnus. Mais la loi du marché a retrouvé son rang après cette période, et a continué à reléguer cette approche au second plan, car tenue comme de peu de valeur sur le plan économique, ce qui nous permet de rappeler que généralement, on ne compte pas, ou on compte mal, ce qui compte pour les hommes.

Alors on continue à faire avec ces statistiques, ces moyennes, pour s'inscrire dans ce modèle dominant, qui permettent de définir des modes de pratiques sous forme de tâches fragmentées et répétitives qui seront plus performantes et surtout mieux évaluables.

On peut ainsi mieux contrôler le travail et il n'est plus question de métier, mais de tâches ciblées avec un management dont les objectifs sont essentiellement comptables qui s'appuie sur une déprofessionnalisation pour mieux asseoir sa domination. Dans ce système ou tout se vaut, où on est interchangeable, il n'est plus question de créativité, mais d'appliquer des techniques, des protocoles. Le travail devient de moins en moins lisible et les points de repère fournis par le système traditionnel de maîtrise, d'autonomie et de qualification s'effritent.

Ces modifications dépossèdent d'un savoir-faire les professionnels et les mettent en demeure d'être des exécutants qui doivent avoir une efficacité quantifiable et évaluable. Alors que les situations complexes rencontrées dans ces métiers de l'humain, renvoient à la dimension singulière de l'homme souffrant et rappellent combien cette singularité ne peut se réduire à un protocole et une technique.

Rappel aussi que la technique et le savoir n'épuisent ni l'humain, ni le réel, qui ne sont pas réductibles à un modèle et surtout ne procèdent pas d'une mise à l'écart de toute perception subjective avec ses doutes et questionnements. Ce n'est pas une simple crise existentielle, mais une perte de sens, un épuisement face à un fonctionnement qui impose des valeurs d'évaluation et de performance, et aussi une non-reconnaissance des pratiques.

S'engager au risque de sa parole pour des valeurs et une éthique

Devant le silence face à ce lien social qui s'effrite, à l'hégémonie de système et de discours qui s'imposent et aussi à une allégeance, voire une incompétence des différents décideurs, comment ne pas se soumettre et répondre présent ?

L'hégémonie mise en place avec les différents systèmes que nous avons décrits fonctionne avec une adhésion implicite du plus grand nombre. Un implicite constitué d'une série d'idées, de valeurs, de croyances, de comportements, qui renforcent son pouvoir et contribuent à son maintien en donnant comme naturels les principes et valeurs sur lesquels il se fonde.

La force persuasive de ce système sans alternative est telle, qu'elle nous fait obéir de plus en plus en nous rendant prisonniers de notre propre désir de telle sorte que c'est en cherchant à satisfaire ses propres envies, constamment sollicitées, que chacun se révèle le plus docile.

En reprenant Frédéric Gros (2017), on peut dire qu'on ne gouverne plus en imposant de force des décisions à des volontés qui s'efforcent de leur résister, mais en prenant appui sur les désirs de chacun. On pourrait dire encore : il ne s'agit plus de « vouloir qu'on fasse », mais de « faire qu'on veuille », c'est-à-dire qu'on aménage un milieu pour favoriser tel ou tel comportement.

Face à ce système global ancré dans l'esprit du temps, qui repose sur une satisfaction des groupes subordonnés et un langage et des règles qui assimilent et transcendent les contradictions et critiques, il va falloir un puissant effort d'arrachement à l'ignorance et au préjugé. Car, même si on nous dit qu'il n'y a pas d'alternatives, qu'il n'y a pas d'autres possibles, on ne pas se laisser enfermer par une pensée unique et il s'agit à différents niveaux de s'engager et de partager, pour que persiste toujours une alternative et qu'il n'y ait pas qu'un discours qui décide de nos vies.

Cela va commencer par la nécessité de donner son point de vue, ne pas s'effacer dans la co-construction de l'opinion par le biais des discours des autres et ainsi arriver à « dire non », un « non » pour reprendre la proposition de l'autre en manifestant sa propre nuance, en prenant acte de celle-ci sans s'y réduire et en introduisant sa propre marque.

Cela nous rappelle, qu'il faut pouvoir par « souci de soi », ce qui n'est pas simplement d'accepter de ne faire que ce avec quoi on est d'accord, c'est refuser de mettre sa conscience en berne, c'est considérer qu'on a des devoirs pratiques envers ses principes et sa pensée et faire l'expérience de sa subjectivité politique en prenant souci du monde et des autres.

La première désobéissance est d'arrêter de faire comme si tout était normal et évident, dit Alberto Moravia (1973), la liberté humaine est ainsi faite qu'elle se décline sur ces deux modes d'un obéir et d'un désobéir, et ce depuis les origines. Dans le secteur des métiers de l'humain, l'évolution des pratiques, les fait glisser vers des fins normatives et vient à un moment ou un autre convoquer chez les professionnels des exigences contradictoires et conflictuelles : l'exigence d'une aliénation sociale, silencieuse d'une part et l'exigence subversive, coûteuse, voire bruyante, de l'affirmation de notre désir d'autre part.

De plus en plus de collectifs de travailleurs sociaux se constituent un peu partout pour appeler à une certaine forme de résistance, de refus, en rappelant qu'assumer sa transgression en l'argumentant, en la faisant valoir, est certainement le meilleur moyen de ne pas laisser subsister de faux-semblants, quitte à en subir les conséquences.

Face à la méconnaissance de nos décideurs, il faut mobiliser d'autres points de vue et permettre que la controverse soit à la fois outil et objet des processus de connaissance. Il est nécessaire dans nos métiers à dominante de relation humaine, de retrouver voire d'inventer une pratique où l'éthique ne soit pas figée dans le marbre, mais dans un questionnement infini, un guide à adapter au cas par cas.

Le mal-être actuel dans ce champ révèle quelque chose de nos mœurs, de notre manière de vivre ensemble, d'une société qui nous promet du « tous pareils » et exige de la même façon du « tous heureux ». Il faudrait peut-être qu'on soit tous heureux d'avoir réussi à être tous pareils, à parler tous la même langue, pour désigner les mêmes objets standardisés qu'on nous apprend à demander alors que l'objet du désir se caractérise par sa particularité irréductible pour chacun. Il faut que d'autres discours, d'autres points de vue émergent, favorisant l'apport, la connais-sance, l'ouverture repoussant ainsi ce que Spinoza définit comme la « servitude », comme le piège de l'âme humaine enlisée dans l'impuis-sance.

Alors oui, on ne peut plus se taire et rester à la merci d'un silence coupable de consentement. Il faut se rappeler que l'engagement dans la parole nécessite de traverser la première ligne des apparences, des évidences comme condition pour essayer de prendre position. Résister c'est peut-être permettre, dans ce monde où l'évaluation est un procédé puissant qui médiatise les effets pervers de l'utilitarisme et de la rationalité instrumentale, qu'une autre langue se fasse entendre. De la nécessité dans cette communication consensuelle, dans cette absence apparente d'alternatives, d'une langue qui pense l'homme, qui le parle et qui l'agit et qui a toujours sa fonction d'ouverture au monde. Dans ce monde normé et formaté, rappeler avec Jean Luc Godard que la marge c'est ce qui fait tenir les pages ensemble… « On a donné les clés du langage à des spécialistes, des sachants qui savent une fois pour toutes. Mais ce n'est pas de ça qu'il s'agit, il faut une tenue de langue qui redonne du courage et une envie de vivre. Il faut aller du cœur au cœur. Tu as parlé pour ceux qui ne parlent pas, tu as parlé pour les choses qui sont sans langage, tu as parlé de la vie à partir de ton cœur et tu as mis ton cœur au centre de l'histoire et c'est grâce à toi qu'on a entendu les choses que les gens raisonnables ne nous permettent plus d'entendre », pour conclure avec Christian Bobin (1989).

La dimension relationnelle dans ces métiers de l'humain suscite des exigences éthiques, il reste toujours quelque chose à créer et c'est sans doute ce qu'indique Lacan (1997, p. 16) « aujourd'hui l'économie fonde la valeur. Une pratique sans valeur, voici ce qu'il s'agirait pour nous d'inventer ».

BIBLIOGRAPHIE

ARENDT H. 1958. *Condition de l'homme moderne*, Paris, Calmann-Lévy.

BOBIN Ch. 1989. *La part manquante*, Paris, Collection Folio, Gallimard.

DUFOUR D. R. 2007. *Le Divin Marché. La révolution culturelle libérale*, Paris, Denoël.

EHRENBERG A. 1998. *La fatigue d'être soi. Dépression et société*, Paris, Odile Jacob.

GROS F. 2017. *Désobéir*, Paris, Champs essais, Flammarion.

LACAN J. 1979, « L'insu que sait de l'une-bévue s'aile à mourre », séminaire XXIV, leçon du 19 avril 1997, *Ornicar ?*, n° 17/18.

MACHEREY P. 1998. *Introduction à l'éthique de Spinoza. La quatrième partie. La condition humaine*, Paris, PUF.

MAXIMIN M. 2022. Qui prend soin de qui ?, *Rapport sur la folie à l'âge capitaliste : Marx et Freud*, Paris, L'Harmattan, p. 57-71.

MORAVIA A. 1973. *La désobéissance*, Paris, Gallimard.

LE PARTI-PRIS DE L'USAGE : DISPOSITIF ARTISTIQUE ET TRANSFORMATION DU SUJET

Éric Houguet[1]

Les mots de normalisation, modernisation, rationalisation, contrôle restent discrets dans les politiques culturelles en direction de la création, car subsiste un indéfectible principe de liberté[2] ; de même, l'institution culturelle ne pose jamais la question de l'art en termes d'utilité, ce serait forcer son rôle et partant attenter à sa liberté. Tout le monde veut croire que l'art et la culture sont un lieu de liberté. Pourtant, sous le prétexte d'être au premier plan de la prise de conscience et de l'expression des injustices, inégalités ou invisibilités, des thèmes politiques et médiatiques semblent aujourd'hui orienter pêle-mêle les politiques culturelles, la création et la critique : ce qui souffrait de sous-représentation doit désormais nous éblouir. Mais n'est-ce pas, pour la production artistique, instaurer une nouvelle norme avec ses sujets imposés, ses débats tranchés et lui donner une mission précise : dénoncer, visibiliser, réparer… ? Ainsi, nombre de commentaires acculent une œuvre au discours qu'elle serait censée produire sur l'actualité, l'assignent à la personnalité d'un auteur, au lieu de se placer du côté de celui qui s'inscrit dans une expérience avec

[1] Éric Houguet est metteur en scène. Il commence sa carrière théâtrale en 1995 après des études de Lettres Modernes et un engagement dans le théâtre universitaire. Il co-fondera la compagnie Théâtre des Opérations et travaillera avec divers compagnies et metteurs en scène reconnus en Bretagne et Pays de la Loire comme metteur en scène, acteur ou assistant. Acteur, il joue Roberto Zucco, Woyzeck ou le marquis de Sade. Metteur en scène, il travaille sur des auteurs de théâtre tels que Brecht, Müller, Pasolini ; des poètes contemporains comme Bernard Noël, Christian Prigent, Denis Roche, François Bon ; il monte plusieurs projets avec des musiciens sur des répertoires de cabarets allemand, de musiques contemporaines, des performances en musique improvisée. Il enseigne le théâtre en conservatoire.

[2] Principe rappelé à l'article 1 « La création est libre » de la loi dite LCPA, LOI n° 2016-925 du 7 juillet 2016 relative à la liberté de la création, de l'architecture et du patrimoine.

l'œuvre. Il y a là un écueil critique : vouloir faire dire quelque chose à l'œuvre. Impasse artistique aussi : l'œuvre n'est pas une forme qui pense, mais la communication d'une pensée qui, dès lors, exclut toute expé-rience de pensée pour qui la reçoit.

Comment libérer à nouveau la création artistique, ou plutôt la pratique de l'art d'une telle adhésion à l'actualité afin qu'elle soit autre chose que son commentaire ou sa redite, mais sa possible subversion ? Pour cela, il nous semble tout d'abord nécessaire que le praticien de l'art (au sens large : artiste, public, amateur, élève...) puisse marquer une distance avec l'actualité et ses thématiques ; ensuite qu'il puisse se mettre à l'écart de lui-même (habitudes, opinions, savoirs...) pour se confronter à ses devenirs, ses altérités ; enfin être en capacité de réinvestir dans sa vie les ressources acquises ou révélées par l'expérience artistique.

L'écart avec l'actualité

L'interpénétration entre réalité et création artistique a été l'occasion de scandales, de censures et, plus positivement, de formes artistiques nouvelles. Dans les premiers cas, la censure s'occupe moins d'empêcher l'émergence d'œuvres que, par l'art, l'émergence d'une réalité non conforme à celle établie sur des bases morales ou idéologiques. Or si l'art fait parfois scandale, ce n'est ni parce qu'il est immoral, ni contraire à une idéologie dominante, mais plutôt amoral, indifférent : se conformer à un énoncé normatif, d'un pouvoir ou d'un contre-pouvoir, n'est pas son problème. En revanche, c'est bien celui du pouvoir qui le censure comme de celui qui l'instrumentalise. Suite au procès pour outrage aux mœurs que lui avait valu son roman *Le Château de Cène*, Bernard Noël évoque la défense de son avocat consistant à démontrer qu'il est un « bon écrivain » : en opposant à la norme morale une norme esthétique, on a désamorcé devant la justice la puissance hors norme d'une pratique d'écriture. L'écrivain y a décelé une nouvelle forme de violence faite à la langue et qu'il a appelée *Sensure* : « par l'abus de langage, le pouvoir bourgeois se fait passer pour ce qu'il n'est pas : un pouvoir non contrai-gnant, un pouvoir "humain", et son discours officiel, qui étalonne la valeur des mots, les vide en fait de sens [...] la privation de sens est la forme la plus subtile du lavage de cerveau [...]. Et le culte de l'information raffine encore cette privation en ayant l'air de nous gaver de savoir » (Noël, 1973, p. 184). Pour le second cas où émergent des formes, prenons l'exemple du roman français au XIXe siècle dont la nouveauté a justement été de parler du réel. Si on se souvient avec Stendhal (1997) qu'« un roman, c'est un miroir qu'on promène le long d'un chemin », on comprend qu'il renvoie l'image du monde qu'en ce sens il le *reflète*. Mais cette *réflexion* fait aussi entendre son autre verbe : il *réfléchit* le monde, c'est-à-dire qu'il en fait l'examen. Le roman réaliste n'est donc pas la simple reproduction du monde réel, c'est sa mise en question – sans compter que ce miroir implique aussi le sujet qui le promène en s'y reflétant au premier plan du chemin et que, bien entendu, l'indéfini du *on* promeneur ne saurait tenir dans la seule identité d'un *moi* auteur. Le XIXe a aussi été le siècle de l'avènement de la presse écrite, ce qui a obligé les écrivains à se positionner vis-à-vis du flux de l'information, parfois en négociant avec ce développement médiatique, c'est-à-dire en le dialectisant avec le travail propre à la création artistique comme Balzac (2013) par la fiction (Rubempré en est la figure dialectique), ou en le méprisant comme Mallarmé pour libérer le langage de « l'universel reportage ».

La sphère médiatique a depuis connu un accroissement considérable, dans ses supports et son flux. Toutefois, au fil des inventions phonographe, cinéma, télévision puis internet, réseaux sociaux et métavers, l'histoire de l'art a montré une capacité à produire des formes et des langages résistant au flux d'informations. Sans passer en revue toutes les propositions (formes, postures, concepts) tant elles sont multiples et plus ou moins efficientes, nous dirons, au vu de cette histoire, que si l'art entretient une relation à la réalité du temps dans laquelle il est produit, c'est par non-adhésion, capacité à maintenir avec lui un écart : créer un espace pour que les choses puissent se réfléchir selon d'autres modalités, rythmes, sous d'autres lumières, avec d'autres moyens que dans leur présentation habituelle et leurs représentations dominantes. Pour autant, s'écarter du présent n'est pas s'en absenter ni se replier sur des formes du passé : si le roman balzacien reste une forme pertinente à convoquer, il a peu d'intérêt à persister en tant que forme à produire.

Il faut donc, dans le temps qui est le nôtre, penser l'art dans le flux tendu de l'information, une réalité médiatisée à outrance et désormais augmentée. Dans ce contexte, continuer à parler d'œuvres artistiques cherche davantage à créer des sanctuaires que des moyens de résistance. Aussi, le mot *Dispositif* paraît-il plus approprié pour inscrire l'art dans une véritable confrontation à notre réalité. Déjà très utilisé par les artistes, il est sans doute aujourd'hui plus apte à décrire le travail artistique et sa finalité.

D'abord parce qu'il pense en termes de processus et non d'objets, de réalisations ou d'évènements – si ce sont des objets c'est davantage des instruments ou des outils – et par là même le dispositif sous-entend une mise en action d'un participant. Ensuite, le mot dispositif n'isole pas l'art d'une réalité où se sont multipliés les dispositifs, notamment ceux de l'information et qui font l'actualité. Voici une définition générale du philosophe Giorgio Agamben : « J'appelle dispositif tout ce qui a d'une manière ou d'une autre la capacité de capturer, d'orienter, de déterminer, d'intercepter, de modeler, de contrôler, les opinions et les discours des êtres vivants. Pas seulement les prisons donc, les asiles, le *panoptikon*, les écoles, la confession, les usines, les disciplines, les mesures juridiques, dont l'articulation avec le pouvoir est en un sens évidente, mais aussi, le stylo, l'écriture, la littérature, la philosophie, l'agriculture, la cigarette, la navigation, les ordinateurs, les téléphones portables et, pourquoi pas le langage lui-même… » (2014, p. 31). Il établit une partition : d'un côté les êtres vivants, de l'autre les dispositifs dans lesquels ils ne cessent d'être pris. Dans l'intervalle, il y a le sujet « qui résulte de la relation, et pour ainsi dire, du corps à corps entre les vivants et les dispositifs » (*op. cit.*, p. 32).

Avant d'aller plus loin sur la question du sujet, on peut se demander ce qui ferait, au milieu de tous ces instruments, institutions, lieux, objets de capture, la spécificité d'un dispositif artistique dont la finalité n'est pas de capturer ni contrôler un être, mais d'en libérer sa puissance de résis-tance, autrement dit de constitution subjective. Avançons qu'un dispo-sitif artistique doit commencer par se dénoncer lui-même comme instrument de capture. Le théâtre brechtien qui, par des chants, change-ments de décor à vue, ruptures dans l'action dramatique ou le jeu d'acteur, etc., montre au spectateur les artifices de la représentation pour en briser le pouvoir d'illusion, a peut-être été le premier à penser le théâtre comme un dispositif artistique. Sa mauvaise réception française l'a assimilé à un théâtre didactique or la forme aboutie du *Lehrstück* (pièce-leçon) ne distingue plus acteur et spectateur : des participants jouent une pièce pour réfléchir à un problème. On comprend alors que le dispositif artistique implique l'action et non la passivité de l'oie gavée ; il se dénonce et s'énonce en exhibant ses conventions, ses matériaux, ses agencements ; il ne dissimule pas, sous une fausse cohérence, sa nature hybride et discontinue. Cependant le pouvoir a une forte capacité d'assimilation des ressorts de la résistance : la vidéo-surveillance ne cache pas les caméras et les conseils municipaux communiquent ouvertement après avoir transformé positivement le dispositif en « vidéo-protection ». Un dispositif de langage vient en recouvrir un autre qui s'énonce comme « transparent » pour le ranger au final sous le même ordre sécuritaire qu'avant. Un dispositif artistique pour ne pas devenir un instrument de (ou du) pouvoir aura l'exigence que l'ensemble hétéroclite de ses moyens ne soient pas déterminés par la production d'un objet ou d'un discours selon un projet précis, autrement dit d'un ordre, mais mis à disposition pour permettre à qui s'y laisse prendre de s'inscrire dans un processus où la subjectivité de l'artiste n'est pas souveraine. Le dispositif artistique serait comme ce stock d'instruments et de matériaux du bricoleur de Lévi-Strauss dans *La pensée sauvage* : « L'ensemble des moyens du bricoleur n'est donc pas définissable par un projet [...] ; il se définit seulement par son instrumentalité, autrement dit et pour employer le langage même du bricoleur, parce que les éléments sont recueillis ou conservés en vertu du principe que "ça peut toujours servir" » (1990, p. 31). Un dispositif artistique n'est donc pas déterminé par une utilité, mais est une potentialité d'usage.

Le sujet à l'expérience

L'exigence d'un écart avec une actualité à flux tendu dans la pratique de l'art, rejoint ce que le philosophe François Jullien appelle « dé-coïncidence » : ne pas se satisfaire du monde tel qu'il se présente ou s'énonce, avec ses thèmes et termes imposés. Cependant, la production d'un artiste ne saurait se résumer à l'expression d'une subjectivité insatisfaite, car on ne « dé-coïncide » pas seulement avec le présent du monde, mais aussi avec le sien : « ébrécher la coïncidence qu'on entre-tient avec soi, dans laquelle on se conforte et se complaît, et par suite, se maintenir dans une transformation continue de soi-même est la condition [...] d'une promotion du sujet » (2020, p. 99). Si on peut ici dégager une éthique du travail de l'artiste comme refus d'adhésion à une actualité et de complaisance avec ce qu'il a déjà fait, la transformation continue doit aussi concerner le non-artiste qui se met à l'expérience avec l'art. Agamben prend l'exemple de la confession : « dans le dispositif de la pénitence [...] un nouveau *Moi* se constitue par la négation et la récupération de l'ancien. La scission du sujet mise en œuvre par le dispositif pénitentiel a donc produit un nouveau sujet qui trouvait sa vérité dans la non-vérité du *moi* pêcheur » (*op. cit.*, p. 42-43). S'inscrire dans un dispositif consiste pour le sujet à se séparer de sa vie ordinaire, à passer par une phase de *désubjectivation* puis retourner dans son ordinaire avec un moi recomposé – ordinaire qui est aussi « l'usage com-mun ». C'est l'ensemble de ce processus qui constitue le mouvement complet de subjectivation. Il procède par une véritable mise en question de soi conjointement à une exigence de restitution dans sa vie ordinaire et en société. Un dispositif visant une « promotion du sujet » ne happe pas le sujet, mais lui permet voire le contraint à adopter une stratégie vis-à-vis du dispositif, sans quoi l'expérience reste sans suite. D'ailleurs, Agamben pointe que, dans la phase actuelle du capitalisme, des dispositifs tiennent le sujet au stade de la désubjectivation : le téléphone portable ne donne à son acquéreur en fait de « nouvelle subjectivité » qu'« un numéro au moyen duquel il pourra, éventuellement, être contrôlé » ; la télévision dont le spectateur « en échange de sa désubjec-tivation ne reçoit que le masque frustrant du zappeur ou son inclusion dans un indice d'audience » (*op. cit.*, p. 44-45). Au milieu de cette prolifération de dispositifs aliénant, un discours convenu affirme que l'art (et la culture) garantit une échappatoire ; mais désigner, d'emblée et en général, l'art comme un moyen positif de construction du sujet tient d'un langage noyé de bons sentiments, purifié des contradictions, que parlent précisément les technologies aliénantes. Agamben parle du sujet comme résultat d'une confrontation – le « corps à corps » n'a rien de tranquille – entre le vivant et le dispositif. Aussi un dispositif artistique doit-il permettre au sujet d'entrer en conflit avec lui-même et non d'être sécurisé dans une opinion.

Nous illustrerons notre propos avec un film-dispositif, *Les Idiots* de Lars von Trier (1998), qui nous semble proposer un processus complet de désubjectivation-resubjection pour le spectateur. Le film est lui-même une expérience de cinéma puisqu'il s'inscrit dans les contraintes formelles du Dogme 95 : une proximité radicale avec l'ici et maintenant du tournage empêchant le recours à beaucoup d'artifices habituels du cinéma. Le scénario, dont une part reste soumise à l'improvisation des acteurs, décrit aussi une expérience : les membres d'une communauté aux objectifs politiques flous ont pour principe de chercher leur idiot intérieur. Le retard mental recherché résiste à une norme sociale qui, elle, réclame agilité et flexibilité. Mais le film montre aussi toutes les contradictions de l'expérience, c'est-à-dire fracture l'idée d'une expé-rience libératrice en la laissant non seulement être traversée d'échecs, mais plus encore par sa potentialité normative : ses hiérarchies, son sectarisme voire son fascisme. Enfin cette communauté accueille une femme dont on apprendra qu'elle a perdu son enfant et pour qui le jeu de l'idiot se pratiquant sans distance est un refuge plus qu'une expé-rience ; après décomposition de la communauté, elle retourne dans sa famille et alors qu'elle bave son morceau de gâteau comme une idiote, son mari pris dans une douleur similaire à la sienne la gifle. Peut-on alors dire que la recomposition d'un moi nouveau a eu lieu après l'expérience communautaire ? La question reste ouverte, échec et réussite sont un même nœud. Ainsi ce film non seulement exhibe (au sens propre) l'ensemble de ses moyens ainsi que le processus complet du sujet dans un dispositif artistique – *mise en abyme* relevant de l'esthétique serait inapproprié – mais il retourne aussi ses moyens contre lui-même. Le spectateur perturbé dans ses habitudes par les procédés du Dogme qui « dé-coïncide » avec l'industrie cinématographique fait une expérience de désubjectivation dans son présent de spectateur du film et non à partir d'une interpellation trop générale (de citoyen, par exemple). Puis c'est parce que le film défait constamment un discours sur le point de s'édifier qu'il pousse son spectateur vers une réappropriation de l'expérience intime faite lors de la séance de projection. *Les Idiots* ne construit ni n'illustre aucun propos, il est un film présentant un ensemble de moyens à disposition du spectateur dont il peut tirer des ressources diverses pour des usages divers : penser la société, faire un film, créer une association, militer, s'occuper d'un parent malade…

Se défaire du *comme si*

Précisons : la subjectivation réussie n'est pas la réussite d'un sujet. Si le processus proposé par un dispositif artistique fracture une subjectivité initiale, pas question ensuite de réparer le vivant : il s'agit bien de mettre en avant un sujet capable de vivre avec ses fracturations, d'y trouver une puissance d'agir et de mettre en partage cette vulnérabilité même. Toutefois, cette idée de vulnérabilité doit aussi être fracturée dans ses clichés, sa sentimentalité pour être une recherche active et consciente d'une puissance de transformation de soi et non d'une revendication de soi à laquelle répond aujourd'hui l'industrie du développement person-nel. Fissurer le moi et non le préserver, dans un dispositif qui n'est ni un refuge ni un retrait, mais qui procède par écart avec la vie ordinaire pour permettre une expérience limite du sujet tout en impliquant, dans le processus même, le retour à cet ordinaire : voilà l'usage qu'on peut faire du dispositif artistique. Cependant ce que nous appelons l'expérience limite ne se fait pas nécessairement sur un mode spectaculaire : les dispositifs événementiels sont assez nombreux pour envisager la résis-tance sur un mode discret. D'autant que, comme nous avons essayé de le montrer, le dispositif artistique qui permet une expérience n'aboutit jamais à une nouvelle certitude : sa raison d'être est le processus même, car ainsi ouvert il peut toujours être recommencé, non pour faire piétiner le sujet, mais afin qu'il y trouve des ressources pour se tenir hors de la norme sans que ce dispositif ne lui en impose une en retour.

Mais à quoi bon sortir du confort de la norme, de la « coïncidence » qui après tout produit du sens ? Avançons une réponse en disant qu'il s'agit de sortir d'une confusion entre sens et sécurité. Le gavage dont parle Noël donne l'illusion de nourriture satisfaisant des corps et des esprits qui en fait ne s'appartiennent plus. Gilles Deleuze déclare dans une conférence : « Quand on vous informe, on vous dit ce que vous êtes censé croire. Informer, c'est faire circuler un mot d'ordre. Les déclara-tions de police sont appelées à juste titre des communiqués. On nous communique de l'information [...]. On ne nous demande pas de croire, mais de faire comme si l'on croyait » (2003, p. 298-299).

On comprend ici qu'une sécurité (récemment remplacé par *tranquillité* dans les politiques des villes) assurée par une force publique implique la collaboration du destinataire de cette politique concédant le mensonge à soi-même en échange. Le *comme si* est la locution désubjec-tivante qui marque ce troc du sens contre un sentiment de sécurité. Dès lors, s'extraire du *comme si*, c'est se rendre capable d'établir des distinctions entre ce qui fait sens et sécurise, ne pas renoncer devant l'angoisse de vivre, oser quitter l'illusion de la permanence d'un ordre pour considérer que la vie est métamorphose.

Comme le dit l'auteur de théâtre Heiner Müller : « Notre angoisse fondamentale est l'angoisse de la métamorphose ; angoisse que quelque chose devienne autre – et la pire angoisse que nous-mêmes devenions autre. Mais nous devenons autres. La dernière métamorphose est la mort » (2019, p. 301).

La subversion du sujet : trois propositions

Le dispositif artistique propose donc au sujet d'échanger sa participation passive à la politique de tranquillité contre une participa-tion active à une expérience de métamorphose, non seulement comme acceptation que les choses et les vivants changent, mais aussi comme processus de transformation en profondeur de soi. Ce développement sans fin du processus de transformation nous semble être un enjeu pour l'art contemporain face aux « mots d'ordre » qui l'assignent, avec ses participants, à de l'actualité. Pour y répondre, nous énonçons trois propositions.

La première consiste à affirmer que le dispositif artistique est son médium. Cela implique une mise en question de la médiation que l'institution culturelle, mais aussi des artistes, a développée depuis des décennies. La médiation développée par les relations publiques autour des propositions artistiques consiste souvent à indiquer *a priori* comment il faut les aborder pour en tirer parti, souvent en dégageant des théma-tiques, éléments biographiques, histoires, secrets de fabrication, tout ce qui viserait à rendre accessibles des propositions présentées de ce fait comme inaccessibles sans cette médiation. En affirmant que le dispositif artistique est le médium, on dit qu'il est un accès à quelque chose, et d'abord à une mise en expérience de soi : nul besoin de le rendre accessible. Le dispositif inclut le mode d'emploi de son activation ; tant pis s'il est compris de travers, c'est aussi une façon de le faire fonctionner.

La seconde proposition est de sortir le dispositif artistique de la sphère esthétique pour en évaluer plutôt la potentialité d'usage. Par usage, nous entendons le « ça peut toujours servir » du bricoleur. On peut se représenter l'aspect hybride du dispositif comme les derniers jardins ouvriers en passe d'être anéantis par les designers et les élus de l'harmonie urbaine : un morceau de volet en PVC complète les planches pour barder la cabane, une paroi de douche devient une serre, un parasol transforme un potager en lieu de villégiature, outils de jardinage, barbecue… on voit que des matériaux, objets, espaces ainsi réunis de façon hétéroclite, pour certains hors de leurs usages premiers, trouvent à la fois de nouveaux emplois et éclairages, proposent de nouvelles façons de faire. *Les enfants vont bien* de Nathalie Quintane (2019) est un livre qui expose à chaque page un fragment de discours sur la question des réfugiés ; il redistribue les fragments selon une hiérarchie éditoriale qui pousse des effets d'ordre estompés dans le traitement médiatique : les phrases des politiciens en gros caractères en haut de la page, ceux des associations et exilés en petits caractères au bas de la page. Le militantisme de Quintane dépasse l'énoncé militant normatif : le livre ré-agence des paroles confondues dans le bruit médiatique, mais il est un dispositif poétique sans écriture d'auteur (hormis un mode d'emploi introductif) et dépourvu de sentimentalité, du coup les relations d'un fragment à l'autre, leurs modes de lecture, d'analyse restent à la discrétion du lecteur.

La troisième proposition est de mettre la pratique artistique, affaire de l'artiste et du non-artiste, en relation avec l'ordinaire de la vie et l'usage commun. Une qualité de la pratique artistique de dispositifs serait sa capacité à rapporter des évènements au rang de l'ordinaire. Que se passe-t-il quand on ramène le saillant au mode discret, quelles nouvelles connaissances s'en dégagent ? *Bogoro*, un travail de Franck Leibovici et Julien Sérousi (2016), dans la lignée des poètes objectivistes, extrait des témoignages d'un procès de la cour de justice internationale de *La Haie*, les retranche de leur contexte d'évènement judiciaire pour les remettre à disposition dans un livre d'artiste. Le croisement que nous proposons entre l'ordinaire et le mode discret nous paraît rejoindre ce que Georges Pérec avait qualifié d'infra-ordinaire. L'inattention à l'habituel étant justement le signe d'une vie qui fait *comme si* : « Interroger l'habituel. [...] nous le vivons sans y penser comme s'il ne véhiculait ni question ni réponse, comme s'il n'était porteur d'aucune information. Ce n'est même plus du conditionnement, c'est de l'anesthésie. Nous dormons notre vie d'un sommeil sans rêves. [...] Comment parler de ces "choses communes", comment les traquer plutôt, comment les débusquer, les arracher à la gangue dans laquelle elles restent engluées, comment leur donner un sens, une langue : qu'elles parlent enfin de ce qui est, de ce nous sommes » (Pérec, 1989, p. 11).

Conclusion : l'usage de l'art

Un enjeu pour la pratique artistique est de se libérer d'une assignation forcée à l'actualité et à son flux d'informations parce qu'elle est devenue une forme de censure : elle oriente la création vers des thèmes imposés, la relit et la relie systématiquement à la lumière de ceux-ci comme pour en désamorcer la puissance de révélation d'autres questions et problèmes qui ne sont pas sous ses feux. Il s'agit de sortir d'une adhésion commune à une vie qui fait comme si le flux d'information constituait un réel commun. C'est bien ce *comme si* qu'il faut aujourd'hui déranger pour mettre à nu l'ordre du monde.

La nouveauté initiée par quelques-uns consiste à déplacer l'art sur le terrain de l'usage ; autrement dit à le sortir de l'idée qu'il a un rôle à jouer dans la société comme si les artistes étaient les prescripteurs d'une autre réalité, les énonciateurs d'autres possibles, bref de cette idée dont l'institution culturelle, le monde politique, éducatif et les médias ont du mal à s'extraire. Penser les propositions artistiques sur le plan de l'usage implique que les enjeux de l'art ne soient désormais plus le domaine réservé des artistes, mais l'affaire de tous ceux qui y participent. Le travail de l'artiste n'est pas d'inclure des participants à son œuvre, mais de permettre à des participants d'activer le dispositif. L'artiste rassemble des éléments selon une certaine organisation afin qu'un participant, lui y compris, puisse s'en servir pour les besoins qu'il a de s'écarter de la norme, d'accéder à de nouvelles connaissances ou façons d'interroger son rapport au monde.

Est-ce la perspective de nouvelles formes ? Peut-être n'est-ce plus la question importante pour l'art. Il serait plus juste d'envisager la possibilité, par l'art, de nouvelles mises en commun de ressources. Cela doit aussi devenir un enjeu de politique culturelle que de porter une attention soutenue à ce qui relève davantage du processus que de l'œuvre produite et diffusée, et de concevoir désormais le public autrement que selon l'antienne de l'accessibilité.

BIBLIOGRAPHIE ET FILMOGRAPHIE

AGAMBEN, G. 2014. *Qu'est-ce qu'un dispositif?*, Paris, Payot & Rivages, La petite bibliothèque.

BALZAC H. (De). 2013, *Les illusions perdues*, Folio Classiques.

DELEUZE, G. 2003. « Qu'est-ce que l'acte de création ? » in *Deux régimes de fous, Textes et entretiens 1975-1995*, Paris, Minuit, Paradoxe.

JULLIEN, F. 2020. *Dé-coïncidence, D'où viennent l'art et l'existence*, Le Livre de Poche, Biblio essais.

LEIBOVICI, F. et SEROUSSI, J. 2016. *Bogoro*, Paris, Ed. Questions Théoriques, coll. Réalités non couvertes.

LEVI-STRAUSS, Cl. 1990. *La pensée sauvage*, Presses Pocket, Agora, 1990.

MÜLLER, H. 2019. « Angoisse et Géométrie », in *Conversations 1975-1995*, Paris, Minuit.

NOËL, B. 1973. « L'outrage aux mots » in *Le Château de Cène*, Paris, Gallimard, 1990.

PEREC, G. 1989. *L'infra-ordinaire*, Paris, Seuil, La librairie du XXIe siècle.

QUINTANE, N. 2019. *Les enfants vont bien*, Paris, P.O.L.

STENDHAL. 1997. *Le rouge et le noir*, Le livre de Poche.

VON TRIER, L. 1998. *Les Idiots*, écrit et réalisé par Lars von Trier, titre original *The Idioterne*, Allemagne, Danemark, France, Italie, Pays-Bas, Suède, 1h57.

SE SOULEVER POUR LA VIE AVEC LES PAYSANS

Opaline Lysiak[1]

J'écris ce texte 15 jours après avoir interviewé Noémie Calais[2], éleveuse de porcs noirs, pour le podcast Agroécologie Voyageuse (Lysiak & Calais, 2023). Notre échange m'a fait cheminer encore plus sur la relation que les éleveurs et éleveuses peuvent avoir avec la mort de l'animal. Je dis bien « éleveuse » et non « productrice », car une éleveuse élève ses animaux (elle ne les rabaisse pas) et s'élève par la même occasion. La relation est au cœur du quotidien de l'éleveur. Ce sujet me passionne, car il nous relie directement à notre capacité à vivre pleinement les cycles de la vie, et dans un cycle, il y aura forcément une fin, et des émotions, des sensations, peu agréables.

« Vraiment, quand on a tué un animal de sa propre main, on se rend compte du poids, de la charge de cet acte-là, et qu'on ne peut pas faire ça de manière anodine surtout lorsque c'est un animal avec lequel on a vécu 1, 2 ans, parfois plus. On l'a regardé dans les yeux, on l'a gratouillé, on l'a caressé. Dans mon livre, je parle de la mort accidentelle de Merveille, ma truie préférée, que j'avais décidé de ne jamais tuer, parce que c'était impossible, je ne voyais absolument pas comment j'allais parvenir à vivre avec le poids de sa mort si je la lui donnais. La mission de notre génération d'éleveurs et d'éleveuses, c'est d'accepter ces affects-là et de se demander comment on se place par rapport à ça… » (Calais, 2023). Noémie Calais a senti l'appel de la terre en 2020, après plusieurs années en tant que consultante en développement international. La vie citadine l'a rendue

---

[1] Opaline Lysiak est ingénieure agronome de formation, et a peu à peu réintégré les liens du Vivant dans ce pour quoi elle œuvre, en créant l'École d'agroécologie voyageuse (2020-2023) et le podcast Agroécologie Voyageuse. Ce qui l'anime plus que tout, c'est de mettre en lumière les paysans et paysannes qui régénèrent la terre, et de les accompagner dans cette mission.

[2] Noémie Calais est éleveuse de porcs en agroécologie dans le Gers. Elle est engagée à divers niveaux dans les luttes paysannes, et a notamment co-créé l'association « Sauve Qui Poule ». Elle a co-écrit avec Clément Osé le livre « Plutôt Nourrir » (Tana éditions, 2022).

littéralement malade. Le cochon était l'animal qui l'attirait le plus, parce qu'il est drôle. Elle a rapidement voulu voir si elle était capable de tuer un animal, car pour elle c'est la base si on veut être éleveur. C'est un moment triste, solennel et bouleversant, mais qui, si elle prend le temps d'accueillir toutes les émotions liées à cet acte, est juste dans son métier d'éleveuse. Le bouleversement du moment de la mort est largement compensé par la joie du quotidien dans son élevage, par le bonheur de ses clients. Elle a réduit son troupeau et pour réduire aussi la quantité de mort à porter : « 80 cochons abattus transformés sur l'année, ça peut paraître complètement hippie aux yeux des personnes qui sont dans l'intensif, mais pour moi c'était déjà trop. C'était trop par rapport à la taille de mes parcelles, ce que mon territoire peut porter et ce que je pouvais porter moi » (Calais, 2023). Un passage d'autant plus difficile à traverser que ce n'est pas elle qui donne la mort – puisque c'est interdit en France pour un éleveur d'abattre ses animaux – mais des humains que les animaux ne connaissent pas, avec lesquels il n'y a pas de lien, dans un abattoir : « Amener les animaux à l'abattoir, les laisser là-bas, alors que c'est un environnement qui est humide, froid, glauque, où les animaux vont passer leur dernière nuit sur du béton, entourés de plein d'autres animaux qui ont été élevés dans des conditions différentes. Avec les éleveurs avec qui je travaille dans notre salle de découpe coopérative, on est sous le choc après avoir amené nos animaux à l'abattoir. On essaye vraiment de limiter au minimum le stress des animaux » (Calais, 2023).

En 1957, la France entre dans l'Europe et choisit de se conformer à la réglementation européenne. La perte du statut de service public des abattoirs et les mises aux normes ont enclenché la faillite de centaines de petits abattoirs. Aujourd'hui, alors qu'il y a 3 200 abattoirs en Allemagne, la France en compte 207, et 80 % des volumes d'animaux abattus sont détenus par 4 grands groupes industriels. Ces chiffres, associés à l'érosion du nombre de paysans, illustrent la perte du lien de notre société au Vivant, et donc, à la mort. Cette non-acceptation de la mort crée des élans de militantisme extrême, comme l'antispécisme, un courant de pensée qui estime qu'aucune espèce n'est supérieure à une autre et donc, ne pourrait décider pour une autre. Les personnes qui prennent part à ces mouvements vont jusqu'à juger « d'assassins » les éleveurs comme Noémie. Comment reconnecter ces personnes au cycle de la vie, à la complexité de l'écosystème, où à chaque instant, des individus meurent, souvent tués par d'autres, pour continuer à vivre et que la vie prospère ?

Grippe aviaire : mises à l'abri ou déconnexion du Vivant ?

En parallèle de la concentration de la mort dans les abattoirs, c'est la menace de la vie déployée dans les petites fermes agroécologiques qui fait se soulever Noémie. Par exemple, la « biosécurité », un ensemble de mesures préventives et réglementaires visant à réduire les risques de transmission de maladies, menace les fermes agroécologiques, qui fonctionnent dans une logique de confiance et d'abondance du vivant, et non dans une logique de sécurité. Le concept de *biosécurité* est arrivé dans les élevages en 2016-2017 suite aux premières crises de grippe aviaire. La grippe aviaire est un virus hautement contagieux et mortel pour beaucoup de volailles, surtout les volailles industrielles, souvent affaiblies. La transmission peut se faire par sécrétions respiratoires, matières fécales, par la nourriture, l'eau, le matériel, la poussière, les vêtements.

Au départ, le débat était technique, et même si les syndicats paysans ont alerté sur les futures fermetures d'élevages qui ne pourraient pas assumer le coût de la mise aux normes, c'était difficile de mobiliser les consommateurs. En 2018, la Confédération paysanne commence à se mobiliser sur le sujet en créant un guide permettant d'adapter les exigences de biosécurité aux petits élevages. Jusqu'en 2021, en période de grippe aviaire, les petits élevages en bio et label de qualité avaient une dérogation pour maintenir les volailles à l'extérieur, moyennant des contrôles vétérinaires aux frais de la ferme.

Fin 2022, la réglementation change et impose la claustration des volailles, aussi bien aux fermes-usines (où les animaux sont déjà enfermés...) qu'aux élevages plein-air. On parle dans les textes administratifs et les médias de « mise à l'abri »[3]. L'utilisation de mots très « doux » cache une réalité très violente, puisqu'en étant « abritées » les volailles qui peuvent habituellement exprimer leur comportement naturel en plein air vont être stressées, voir s'effondrer leur système immunitaire, et commencer à se picorer les unes les autres parfois jusqu'à la mort. Le terme « dépeuplement » était également utilisé à la place « d'abattre un massif de volailles saines » dans un rayon de 10 km autour d'un foyer de grippe aviaire.

[3] De nombreux médias réutilisent le terme de « mise à l'abri » des textes administratifs, parmi lesquels Le Parisien, Ouest France, France Bleu, Sud-Ouest, Europe 1.

L'urgence, et donc la rapidité, crée la polarisation

Durant les dernières décennies, les petits élevages n'ont eu d'autre choix que d'accepter la coexistence du modèle agro-industriel dédié à l'export et destructeur du vivant, et des « alternatives paysannes ». En fait, les alternatives ne suffisent pas, car la présence même des agro-industriels, leur pouvoir de négociation et de lobbying, a généré des lois qui sont des copié-collé de ce que demandait l'interprofession agricole majoritaire. La science a aujourd'hui démontré que ce sont les usines à volailles, où parfois 50 000 animaux sont enfermés, qui favorisent la diffusion du virus. Or, les réglementations grippe aviaire en vigueur partent de l'affirmation suivante : la faune sauvage transmet la grippe aviaire aux élevages plein-air, donc c'est l'élevage plein-air qui pose problème, on va les confiner.

« En fait, on s'est rendu compte qu'on ne pouvait pas cohabiter. Dans certaines zones où l'élevage industriel est très présent, même les élevages plein air qui sont autour se retrouvent contaminés de proche en proche. La biosécurité est le sujet de mon prochain ouvrage. C'est un sujet qui a l'air d'apparence extrêmement technique, mais qui est éminemment politique et il faut impérativement réussir à l'expliquer, faire de la pédagogie autour de ça, montrer que c'est pour la plupart des éleveurs une rupture fondamentale au Vivant, parce que cela nous conduit à nous couper de notre environnement, de la faune sauvage, à rentrer dans des dynamiques de stérilisation, de désinfection, la dynamique du tout plein ou tout vide, qui est une logique 100 % sanitaire, sauf que quand on est dans des élevages en bio en plein air, ce qui compte pour nous c'est l'équilibre des flores, l'équilibre de nos cabanes, de la flore intestinale de nos animaux. Le tout c'est de se dire qu'on travaille avec le vivant, qui est par nature complexe. On ne peut pas faire de barrière entre les deux et d'éradiquer. Il faut vivre avec, vivre ensemble, avec le végétal, l'animal, cette faune grosse ou petite, et surtout ne pas éradiquer » (Calais, 2023).

Nous sommes le système immunitaire de la Terre qui se soulève

« Si la métaphore d'un organisme peut être appliquée à l'humanité, on peut imaginer un mouvement collectif qui protégerait, réparerait et restaurerait la capacité de cet organisme à résister lorsqu'il est menacé. En particulier, l'activité partagée de centaines ou de milliers d'organisations sans but lucratif peut être considérée comme la réponse immunitaire de l'humanité à des toxines telles que la corruption politique, les crises économiques et les dégradations écologiques », nous dit l'écologiste américain Paul Hawken (cité par Macy & Young Brown, 2018, p. 48). Cette phrase me connecte immédiatement aux *Soulèvements de la Terre*, ce mouvement constitué d'humains qui habitent des lieux menacés de dégradation écologique, et luttent contre les projets industriels pressentis sur ces espaces, ou encore qui reprennent des terres agricoles pour les régénérer. Les *Soulèvements de la Terre* ont été « dissous » par un décret du gouvernement. Mais on ne peut dissoudre quelque chose qui repousse partout. Ce mouvement de vie, dont chacun peut faire partie, c'est un peu comme le système immunitaire de la planète qui se réveille pour préserver le vivant. Comme dans un écosystème, la régénération du Vivant ne pourra avoir lieu que si chacun d'entre nous occupe sa juste place. Une place au cœur du Vivant, où la relation nous construit.

Alors je vous invite à vous questionner : qu'est-ce qui aujourd'hui peut vous rapprocher encore un peu plus du Vivant qui pulse en vous ? En conscience de ce qui vous anime, trouvez les endroits où vous pouvez en toute humilité apporter votre soutien et faire partie de ce système immunitaire qui se soulève. Noémie Calais montre à quel point chacun peut le faire à son niveau : « On avait une mailing-list gigantesque de gens qui étaient prêts à venir nous soutenir et qui attendaient qu'il y ait un abattage préventif de volailles saines sur l'une de nos fermes pour pouvoir venir ensemble bloquer la route et faire un mur humain autour d'un poulailler pour dire "votre politique sanitaire et vos destructions du vivant on n'en veut pas, on est contre" » (2023).

Reprendre la Terre aux Machines

Comment apporter un soutien au monde paysan qui œuvre pour l'agroécologie ? Les 3 moyens d'agir qui structurent les actions de l'Atelier Paysan sont inspirants :

– constituer un rapport de force institutionnel ;

– informer les consommateurs sur comment sont faites les lois et quelles sont les dynamiques d'opposition et de domination en jeu ;

– créer et soutenir les alternatives à l'agro-industrie.

Passionnée d'agroécologie, c'est la création et la diffusion des alternatives qui me nourrit. L'agroécologie, c'est retrouver une place juste et bénéfique, en tant qu'humain, dans le sens du vivant, pour produire de la nourriture, de quoi se vêtir, bâtir, etc. Cela suppose de sortir de notre place « au-dessus » pour se mettre « avec », et accompagner les processus du Vivant plutôt que d'aller contre. Par exemple, en créant une forêt jardin pour mes poules, je recrée l'environnement naturel des poules qui à l'origine sont des animaux semi-forestiers. Je sème, je plante des arbres, et j'accompagne aussi les espèces qui viendront s'installer seules, pour constituer une forêt multi-étagée et qui évoluera dans le temps. Car oui, tout sol nu a tendance à aller vers la forêt. Vers toujours plus de fertilité, créée par les liens tissés dans le sol et au-dessus du sol par les plantes, générée par les branches et parfois les arbres que l'on va abattre pour nourrir le sol et permettre à d'autres espèces de se déployer. La relation, si on la laisse s'installer, créer de l'abondance.

La Relation guérit.

BIBLIOGRAPHIE ET PODCASTS

CALAIS N. & OSE Cl., 2022. « *Plutôt Nourrir* », Paris, Tana éditions.

LYSIAK O. & CALAIS N. 2023, « Une éleveuse qui lutte pour le vivant », 18 juillet, *Agroécologie Voyageuse*, le Podcast : https://lnkd.in/eXEKp_Wn.

MACY J & YOUNG BROWN M., 2018. « Ecopsychologie pratique et rituels pour la Terre : revenir à la vie », 3e édition, Gap, le Souffle d'Or.

CONCLUSION

S'AFFRANCHIR DE LA DÉSHUMANISATION ET RECONSTRUIRE[1]

Gaëlle Légo[2] & Sophie Lespeix[3]

Les raisons de la colère

À l'heure où nous sommes en train d'écrire la conclusion de notre ouvrage, une collègue psychologue nous envoie un mail : le gouverne-ment lance un référendum sur la proposition d'une 6e année de « psychologie en santé ». Celle-ci commente : « Faire croire à tout un chacun que rien n'est fait actuellement, marquer l'incompétence des cliniciens en poste et, bien sûr, éradiquer la psychanalyse... Et cela, sans même consulter les professionnels concernés !!! ».

Les internautes ne sont pas dupes puisqu'ils dénoncent cette volonté de « normaliser les comportements, et de paramédicaliser la profession de façon à lui faire perdre toute son autonomie ». Il s'agirait, donc, de « créer une nouvelle profession de psychologue en santé habilitée à intervenir dans le champ des TSA, du TDAH, du TDI et des troubles Dys et garantissant le respect des RBPP de la HAS » (Délégation interminis-térielle, 2023). Les RBPP sont ces guides de « Bonnes pratiques » si souvent décriées pour leur aspect de formatage. Exit la singularité des patients ! Exit l'inventivité des professionnels ! (Broudic, 2018). La « création d'une nouvelle profession de psychologue en santé » entraînerait la formation de professionnels placés sous la coupe réglée du gouvernement via ses organes représentatifs (tels les HAS) donc au service de la doxa dominante. Cette proposition

[1] Nous empruntons à Jean-Pierre Le Goff cette expression « Affronter la déshumanisation et reconstruire » (2003).

[2] Gaëlle Légo est psychologue clinicienne dans le médico-social (enfant, adolescent et adulte). Elle est aussi formatrice auprès de T.I.S.F., et de professionnels. Membre du Centre Interdisciplinaire sur l'Enfant (CIEN) « Les enfants terribles », co-responsable d'un Comité Appel Des Appels (ADA) sur Quimper (29) et anciennement chercheuse au Laboratoire de l'Université de Rennes II sur « Les nouveaux fanatismes ».

[3] Sophie Lespeix est éducatrice spécialisée depuis 25 ans, formatrice en école de travail social.

relève d'un parti pris et d'une implication abusive de l'état dans des affaires de spécialistes : une pratique clinique nécessite forcément une *séparation entre savoir et pouvoir* (Zénoni, 2009). C'est ce que les psychologues, de toutes obédiences confondues, dénoncent en se rassemblant autour d'un projet commun porté par *la Convergence psy* et le dépôt de plainte concernant *monpsy*[4].

Roland Gori, co-fondateur de l'Appel des Appels, lance une pétition : « Emmanuel Macron ne nous écoute pas, n'écoutons plus Macron » (Collectif citoyen, 2023), et invite « à éteindre systématiquement nos postes de télévision et de radio lors des allocutions présidentielles jusqu'à ce qu'il nous respecte en acceptant d'ouvrir les conditions d'un dialogue véritable et mette un terme à cette logorrhée méprisante adressée à un peuple supposé ignorant de ce qui le concerne ».

Cette nouvelle manière de « donner des ordres » (Gori, 2022) ne date pas d'hier et a été dénoncée par de nombreux collectifs de professionnels (Pétition, 2019). Tout semble s'accélérer aujourd'hui. Cette prise d'otage de la parole démocratique, c'est ce qui justifie aujourd'hui les raisons de cette colère croissante.

Le concept de biosécurité en agriculture

Cette séquestration passe *par la voie sémantique*. L'usage d'une novlangue, en modifiant le sens des mots, modifie nos représentations mentales, notre rapport au monde et à soi-même. Ces nouveaux mots ne recouvrent plus la même réalité. On pourrait dire qu'ils créent une *néo-réalité*, une réalité « hors sol ». Tous les secteurs sont touchés. Ces paysans militants en savent quelque chose, car, disent-ils, depuis l'épidémie de Covid l'imposition de normes de plus en plus contraignantes s'est imposée. Noémie Calais relate, par exemple, que pour lutter contre la grippe aviaire les paysans se sont vus forcés d'enfermer leurs poules (Agro'Hommes, 2023). Sauf qu'une fois enfermés, les volatiles se battent, développent des maladies et meurent. Ce concept de biosécurité est traduit, dans les médias, comme « mise à l'abri ». Pourtant, dans la réalité paysanne, ces protocoles détruisent notre agriculture locale en produisant une *expropriation des ouvriers* de leur savoir. Cette « prolétarisation » à la suite

[4] Pour consulter les éléments liés à cette affaire, vous pouvez vous adresser à l'Association des Psychologues Freudiens dont Mr René Fiori en est le vice-Président.

de Marx, Engels et Bernard Steigler c'est d'abord la dépossession d'un artisan de son outil de travail. Harcelés par ces techniques à contre sens imposées par le complexe agro-industriel, le radicalisme bureaucratique (lettres de mise en demeure) beaucoup de paysans ont fait des burn-out (*idem*).

Mis au service d'une idéologie, le langage est rogné jusqu'à l'os. Tel est la manière de procéder à l'Académie de Lagado dans les *Voyages de Gulliver* (Swift, 1722, p. 251). Le langage c'est ce qui indique notre aliénation à un ordre symbolique. L'exemple de ce proto-langage, via *l'idéologie d'une langue universelle*, impose de se passer de mots. Sous couvert de la santé, l'utilisation d'objets communs à toutes les Nations permettrait des échanges rudimentaires, « et l'on trouvait à cela de grands avantages et pour la santé et pour l'économie du temps. Il est évident que chaque mot prononcé diminue à un certain degré nos poumons par l'action corrosive de la parole, et conséquemment abrège la vie » (*op. cit.*, p. 251). Les mots étant traités comme des choses, on oublie que ce proto-langage a pour conséquences de *forclore ce qui fait notre humanité* et traite l'existence comme une donnée purement pragmatique. Ceci ressemble étrangement au « sauver des vies quoiqu'il en coûte » lié à la crise covid sur lequel nous reviendrons.

Corinne Cauvin-Renault témoigne des incidences de cette novlangue sur la conception du soin à l'hôpital (2020). L'utilisation d'un nouveau langage permet de créer une *néo-réalité plus compatible avec le système néolibéral*, et d'ouvrir les secteurs non marchands au « Divin Marché » (Dufour, 2007) et à la financiarisation du monde.

Claude Le Pen, économiste de la santé, le confirme : « « Nous sommes là pour liquider sans regret le modèle artisanal de la Médecine » (2014). Autrement dit, les économistes de la santé sont recrutés pour instaurer un modèle industriel du soin basé sur des indicateurs normatifs, rationalisés et rentables, avec la complicité des HAS.

Rhinocéros : le théâtre à la rescousse

La sociologue nous explique que c'est la transformation du langage qui a été, à l'hôpital, le véhicule symbolique qui a permis d'introduire la tarification à l'acte sans trop de résistance. L'infiltration d'une idéologie passe, toujours, *par le vecteur de la langue*. Cet effet de contamination, par le langage, est magistralement bien décrit dans la pièce de Ionesco : « Le Rhinocéros est une fable où les hommes abdiquent leur humanité et se transforment en rhinocéros » (1994). Cette pièce s'appuie sur une expérience personnelle traumatisante de « nazification » de la langue, et des actes. La métamorphose se produit par un dérèglement de l'ordre symbolique, illustré dans *Rhinocéros* par le discours d'un « logicien professionnel ». Ne serait-il pas plus simple, *in fine*, de faire comme tout le monde s'interroge le héros de l'histoire ?

C'est cet effet de propagation que décrit Hanna Arendt suite au procès d'Eichmann (2002). L'obéissance aveugle aux ordres, conséquence d'une défaillance de la pensée, qu'elle décrit comme l'attitude d'individus « ordinaires » fonctionnant seulement pour que « les trains arrivent et partent à l'heure », elle l'a conceptualisé sous le terme de *banalité du mal*.

Freud dans son analyse des foules anticipe ce que pourrait être ce collectif qui substitut son idéal à un objet identificatoire commun (1981). Les sociétés consuméristes remplacent l'éthique par le « divin marché » ce qui produit une inversion des valeurs.

C'est ce dont témoigne Jordan Belfort (2007) ; dès lors qu'il devient *trader* dans l'entreprise, il se transforme en requin de la finance et fait éclater tous les repères. Transgressions, abus de drogues et de sexe, défiant les autorités, il ne pourra être stoppé que par son arrestation. Ce récit nous livre ce que peut être *une subjectivité non bornée par la Loi dans un contexte néolibéral*.

La langue de la corruption se traduit par une abolition des limites à l'ère de la financiarisation. Par exemple, le directeur général de l'AP-HP, pendant le covid, a tenu des propos sans ambiguïté sur *ce changement de paradigme* : « Ce que j'ai trouvé de passionnant, c'est à quel point, à partir du moment où on a fait sauter quasiment toutes les règles administratives, réglementaires et économiques, on a pu brusquement innover à toute vitesse » (2022).

Ce que François Crémieux nous explique c'est que la transgression des règles facilite « l'innovation » (par la Démarche qualité) qui n'est que l'autre nom du marché et de la *e-santé*. Et, « Ce qui se tapit sous l'intitulé "qualité" ne relève rien moins que d'un projet de société, une idéologie globale qui se dissimule sous l'apparence anodine d'un processus d'organisation » (Degouys & Lepage, 2022, p. 61).

L'imposture managériale en trois leçons : mode d'emploi

Cette décadence affecte nos entreprises. Mais son expansion va bien au-delà. Jonathan Louli, sociologue et anthropologue, décrypte les *trois étapes* de cette mécanique « d'industrialisation du travail social » : « l'histoire du capitalisme impose une extension du mode de production industrielle au champ social [...] et des divers services » (2021). Cette manière d'organiser l'activité utilise des « outils technologiques et numériques omniprésents qui contraignent les professionnels dans leurs pratiques (à partir) d'une parcellisation et une taylorisation des tâches à caractère fractionné et répétitif dans une course à la rentabilité ». De sorte que « les financeurs se comportent de plus en plus comme des actionnaires en attente de retour sur investissement ».

La deuxième étape opère « comme formatage des pratiques professionnelles en transformant le travail social en un instrument de profit politicien pour le rendre le plus maniable et efficace possible ». S'ensuivent une dégradation des formations et une déqualification des professions, dont le « recalibrage des emplois vise à en faire des métiers d'exécutants qui ne coûte pas cher ». L'uniformisation des pratiques passe par des procédures gestionnaires et technologiques des *Démarches qualité* [5] déconnectées du réel et dématérialisées. Ainsi, « le travail social devient de plus en plus un travail à la chaîne (et avec) le public, ils deviennent des rouages d'un système qui fonctionne dans son propre intérêt politicien et financier ».

La troisième étape vise la prolétarisation des professionnels au travers d'une *double exploitation matérielle* et *subjective* ; matérielle dans une subordination aux financeurs tout puissants et au regard de la soumission aux budgets dérisoires alloués à la plupart des actions de terrain. Subjective en tant qu'essorage, usure morale, désillusion par rapport aux valeurs qui ont motivé la vocation. En conclusion, cette industrialisation de la valeur travail révèle toute son aliénation et produit une perte de sens à cause de cette colonisation.

Nous pourrions ajouter une quatrième étape qui s'appuie sur la flatterie et le narcissisme des sujets : « malgré la critique acérée qu'il porte sur le monde du management, l'ouvrage évite toute lecture manichéenne en montrant que c'est aussi le narcissisme des sujets, espérant recueillir

[5] Au lieu de la qualité de la démarche.

l'amour du chef ou parfaire leur réalisation dans les projets [...] qui nourrit la soumission à la "raison" managériale » (Herreros, 2017, p. 12).

Ladite « gestion » de la crise covid en a initié une cinquième en excluant ce personnel « suspendus » de toute activité professionnelle selon la tactique récompense/punition (Légo, 2023). L'implication des *spin doctors* et le *Storytelling* servent à instrumentaliser les masses : récit créé de toute pièce qui « inclut une "vision du monde" et la projette dans toute la société. Ce n'est pas un simple outil marketing, mais une "discipline" managériale selon Stephen Denning, qui fut au milieu des années 1990 l'un des premiers à expérimenter des techniques de storytelling à la Banque mondiale. Car c'est par là que tout a commencé... » (Salmon, 2008, p. 44).

Cette emprise des cabinets de conseil au cœur de l'État est connue depuis longtemps, bien qu'elle se soit accélérée depuis quelque temps (Aron & Michel-Aguirre, 2022). *Sans débat public*, ils ont pris le pouvoir et le scandale Mac Kinsey illustre ce phénomène d'emprise totale (Public Sénat, 2022). La langue macroniste « vient révéler la coupure entre la classe politique et le Français » (Marianne, 2019) en distillant son propre langage[6].

Conséquences et retour dans le réel de cette forclusion

The Mosaïc Experience (Blanchard, 2022), expose une œuvre de Pierre-Marie Lastennet « 2020 » comme une *fracture ouverte entre deux mondes*. Faite d'ardoises, de pierres, la fissure sépare le tableau en deux morceaux. L'évocation suggère un monde qui, éventré par l'apparition d'un virus, coupe et recompose l'univers en *deux mondes divergents*. C'est ce que nous avons vécu ces trois dernières années.

Cette fracture illustre une dimension éjectée par le discours néolibéral, celle de « la question humaine » (Légo & Lespeix, 2012, p. 42-47). Plus qu'un simple rejet, il s'agit, ici, d'une véritable forclusion qui n'est pas sans conséquences. À partir des années 2000, les études sur la *souffrance au travail* se succèdent. Marie Pezé, psychanalyste, en est le témoin privilégié (2010). Elle ouvre sa consultation « souffrance au travail » en 1997. Les nouvelles conditions de l'emploi axées sur la performance, la rentabilité,

[6] « Libérer les énergies », « Favoriser l'émancipation et le progressisme », « Rendre nos administrations plus véloces », « Gouvernance appropriée », etc....

génèrent cette « barbarie douce » (Le Goff, 2003) dont les conséquences peuvent être dramatiques ; les pathologies produites par l'hyper-productivité comme norme dominante, le culte du profit et du « toujours plus » fragilisent les salariés et les liens sociaux. Le Japon indemnise, depuis 1987, les familles lors de la mort subite d'un proche « victime de stress d'origine professionnel […] un accident vasculaire cérébral ou un infarctus du myocarde massif entraînant la mort » (Pézé, p. 139). Sous l'appellation de *karoshi*, le premier cas a été révélé en 1969, par la mort par arrêt cardiaque d'un jeune salarié de 29 ans.

Sandra Lucbert décrit ces violences dans le procès *France Télécoms* ; confronté à l'insupportable le salarié retourne la violence qui lui est infligée contre lui-même (2020). Recyclé dans ce système de la concurrence la plus crue, l'individu est réifié à un objet *dont l'obsoles-cence programmée est l'unique finalité* : « Ce n'est pas l'artisan qui est aujourd'hui menacé par les machines […] ce n'est pas seulement l'ouvrier d'usine qui est "aliéné" […], mais *chacun de nous*. Chacun de nous, parce que chacun de nous est effectivement un consommateur, un utilisateur et une victime potentielle des machines et de leurs produits » (Anders, 1956, p. 20-21).

L'Homme contemporain est-il, comme un produit, voué à son obsolescence programmée ?

Ce mode de « gouvernance », en passant à la trappe l'éthique, reste *inanalysable*. Ces souffrances produites par l'organisation de travail seront recyclées. Certaines directions veulent faire jouer aux médecins du travail le rôle de détecteurs des « individus fragiles » en laissant *l'individu seul* endosser la responsabilité de son mal-être. Ces délations invitent à la confusion entre fragilité personnelle et ce qui d'un dispositif de travail produit un harcèlement susceptible de générer de la souffrance intra-entreprise.

Le *Grand Moloch* néolibéral, de par la structure de son discours, a introduit « le ver dans le fruit » : le salarié doit être un pur élément du rouage, flexible, adaptable aux injonctions paradoxales du flux perma-nent de la concurrence.

Les valeurs du métier ne sont plus à l'ordre du jour. Ce nouveau paradigme sociétal est-il guidé par *La politique des choses* (Milner, 2011) dont l'axe tourne autour du concept d'évaluation dont nous avons déjà parlé ?

Nouvelle « gouvernance » par les choses, et les Chimpanzés du futur

L'hypothèse de Jean-Claude Milner reste pertinente : « Quand un être parlant accepte l'évaluation qu'on lui appose, il accomplit deux gestes à la fois, dont l'un le grandit à ses propres yeux et dont l'autre l'abaisse au niveau le plus moyen possible. L'homme évalué est plus homme que les autres parce qu'il est plus assimilable aux choses et par là plus disposé à ne pas dévier d'un pas hors du chemin de l'obéissance aux choses » (2011, p. 32-33). L'évaluation ouvre cette nouvelle ère de « l'ère glaciaire » : l'expansion abusive du dictat du marché pervertit notre rapport à l'existence, et nous happe dans un univers purement utilitaire, pragmatique et financiarisé. Le concept de « dispositif » élaboré par Foucault nous livre un aperçu de ce mode de « gouvernement des hommes » tentaculaire, expansif, et sans limite. Il est « un ensemble de praxis, de savoirs, de mesures, d'institutions dont le but est de gérer, de gouverner, de contrôler et d'orienter – en un sens qui se veut utile – les comportements, les gestes et les pensées des hommes » (Agamben, 2014, p. 28). Le dispositif est toujours inscrit dans un enjeu de pouvoir.

Cette traque du « vivant » s'aperçoit dans l'idéologie de l'homme augmenté. Elle s'illustre par le cynisme d'un cybernéticien : « Il y aura des gens implantés, hybrides, et ceux-ci domineront le monde. Les autres qui ne le seront pas ne seront pas plus utiles que nos vaches actuelles gardées au pré » (Warwick, 2014). Précédemment, il avait livré pour *Libération* : « ceux qui décideront de rester humains et refuseront de s'améliorer auront un sérieux handicap. Ils constitueront une sous-espèce et formeront les chimpanzés du futur » (2002).

Les textes de re-modernisation sociale, n'évoquent-ils pas cette idéologie de « l'homme augmenté » avec cette idée de « compensation du handicap » ? L'idée de compensation d'un manque (qui est de structure), n'est-il pas l'équivalent d'un fantasme de toute-puissance ?

Dans une courte vidéo, Olivier Rey traite du transhumanisme (Bock-Côté, 2019). Il parle de la *Ritaline.* Il explique que notre société à un problème avec la concentration, et plutôt que de réinterroger le système dans lequel nous sommes, on préfère prescrire du médicament. Le *Pharmakon* œuvre, ici, comme une forme de transhumanisme. De même les nouvelles technologies incorporées à notre voiture (telles que les GPS) ne participent-elles pas de cette voie d'entrée dans le trans-humanisme ?

D'autant plus, si l'appareillage à la machine est intériorisé comme *prolongement du corps, de la cognition, ou de la psyché*. Ces prothèses peuvent nous donner l'illusion de cette toute-puissance qui forme la structure de certains délires, ou dénis sur la finitude de la vie (Rey, 2018).

À force de lutter contre la mort et de traquer la jouissance, on éteint le vivant

À la lumière de l'évolution de ce qui définit la vie, Olivier Rey nous invite à mieux comprendre le fameux « Sauver des vies quoiqu'il en coûte ! ». Dans ses quatre premières éditions de 1694 à 1762, l'Académie française notait que la vie est « l'union de l'âme avec le corps », révélant une conception judéo-chrétienne de l'existence. Après la vie devient « activité spontanée propre aux êtres organisés », puis à partir de 1935, une activité spontanée organisée autour des fonctions de nutrition et de reproduction avec, chez l'homme, la fonction de relation, la raison et le libre arbitre. On peut mesurer l'ampleur de la transformation (Rey, 2020, p. 34-35). La chute de la référence religieuse comme possible transcendance exerce une perturbation de l'ordre symbolique et réduit ainsi la « sauvegarde de la vie » à la *pure conversation des organes vitaux*. Est-ce à l'aune de cette hypothèse que nous pouvons comprendre les mesures sanitaires des confinements, du « rester chez soi »… et autres restrictions ?

Le philosophe parle de la démesure. Jusqu'à une époque récente, l'apparition d'une épidémie telle que celle du SARS-COV-2 « aurait affecté(e) l'humanité autant qu'une vaguelette trouble la surface de l'océan. Mais voilà : la vaguelette a pris les proportions d'un tsunami planétaire » (*op. cit.*, p. 3). Se pose, alors, la question de savoir ce qui fait l'ampleur d'un événement *à partir de son époque* ? Pourquoi ce changement de paradigme ?

Agnès Aflalo qualifie cette traque du vivant comme acharnement à faire disparaître sous les protocoles, cette jouissance insaisissable (2009). Dès qu'il y a du vivant, il y a un mode de jouir. Chaque être parlant en établit un, qui lui est spécifique. C'est le symptôme qui en même temps règle un équilibre chez le sujet, et en même temps convoque la souffrance de la répétition mortifère. Certaines méthodologies veulent faire taire cette dynamique intrapsychique, plutôt que de soutenir le sujet dans l'élaboration de sa propre solution. Ces étouffoirs, nous l'avons vu, peuvent mener au pire. Ce changement de paradigme sociétal ne s'appuyant plus sur la fonction paternelle (fondatrice d'un ordre symbolique) entraîne ce déchaînement de la jouissance qui devient *sans borne*. Illimitée, cette pulsion peut devenir invasive. Seule une intervention dans le réel peut contenir son ravage, mais au détriment de la pulsion de vie.

Aujourd'hui, les progrès technologiques ont donné matière à faire émerger *un contrôle sanitaire et une surveillance numérique* accrue des populations (Légo, 2022, p. 30-36). Luisella Brusa s'inquiète de ces dérives : « avec l'épidémie mondiale du nouveau coronavirus, il semble que nous soyons pleinement entrés dans une nouvelle phase de biopolitique. Il est fort probable qu'elle sera de plus en plus omni-présente dans les décennies à venir. Cette nouvelle phase présente des caractéristiques particulières : les facteurs de risques, par exemple, se multiplient et leur identification devient équivoque, et *a contrario* la sévérité des mesures gouvernementales devient plus stricte » (p. 57-58). En effet, la « médicalisation de notre existence » (Gori & Del Volgo, 2005) progressive et associée à des techniques d'asservissement numériques peuvent nous faire penser au risque d'un retour au pire de l'histoire de l'eugénisme ?

Ces personnels suspendus sans droits, sans rémunération et sans possibilité de travailler, sont-ils devenus « un caillou dans la chaussure » face à ce modèle décadent ? « Suspendus… entre deux mondes » (Moine, 2022), exclus des activités sociales et professionnelles… ces suspendus représentent-ils le nouveau symptôme d'une société qui s'acharne à « l'art de réduire les têtes » (Dufour, 2003) ?

Pot de terre contre pot de fer ?

Cette radicale « mutation anthropologique » (Laval, 2007) nous fait perdre le nord ; l'introjection de la loi du marché comme référence nous entraîne dans un monde pragmatique dont les relations sont exclusivement basées sur un *principe utilitaire et d'intérêt*. L'exemple le plus extrême de cet enjeu nous ai donné par une collègue ergothérapeute.

Dans la perspective d'appliquer des objectifs S.M.A.R.T. au P.I.A.[7], les professionnels d'un foyer se voient contraints « pour mesurer et valider

[7] Pecific Measurable Achievable Relevant and Time-bound. P.I.A : Projet Individuel d'Accompagnement.

l'objectif atteint» de compter le nombre de fois où la personne accompagnée à réussi à réaliser la tâche prévue. L'objectif doit être réalisé dans un temps donné et il doit être *mesurable*: « Dans 3 mois, Claire fermera la porte de son placard après s'être habillée » (Guide Associatif « Process PIA », 2019, p. 39). Le professionnel n'aura plus qu'à « comptabiliser le nombre de fois où Claire ferme réellement sa porte de placard après s'être habillée » (*idem*).

Nos métiers se réduisent-ils à compter le nombre d'ouvertures et de fermetures du placard ?

En est-on réduit à exécuter un *Bullshit Job*, c'est-à-dire un travail qui perd son sens, un « travail à la con » (Gaeber, 2019) ? Quelles alternatives pourrions-nous inventer pour nous affranchir de cette deshumanisation brutale ?

Le dossier « *Reprendre le contrôle de nos vies* », nous livre quelques solutions ; changer de vie, vivre dans le monde réel et mettre une limite à l'ultra connexion, prendre (et perdre) son temps, retrouver du sens à ce qu'on fait, se faire plaisir, lâcher-prise, se soustraire au temps du capitalisme et au culte de l'immédiateté, lire, rêver, se cultiver, passer du temps en famille, « appuyez sur off ! », marcher, construire une transcendance… et, enfin, « prendre soin de soi » (Fottorino, 2022). Une équipe d'aide à domicile a fait le choix de circuler à vélo pour faire du lien avec les habitants ; papoter plus, et soigner mieux (Forestier, 2021, p. 1). Marie-Jean Sauret se demande si : « La révolution a-t-elle déjà eu lieu ou reste-t-elle à faire et à refaire ? » (2022, p. 49-52).

L'Appel des chimpanzés du futur convoque les citoyens à faire barrage à ce « techno-totalitarisme » qui tente de s'imposer sous un nouveau fascisme par la fabrique industrielle d'un homme augmenté (Pièces et main-d'œuvre, 2017, p. 13). Les auteurs de notre ouvrage de *L'ère glaciaire…* nous invitent à dire « non » à cette déshumanisation, à désobéir. Pour les paysans, ne pas mettre en péril notre agriculture locale nécessite une *implication militante*: « faire résistance » nous oblige à *faire de l'éducation populaire et citoyenne* et de *réaffirmer la dimension des rapports sociaux*. Avec ce désir de *développer des alternatives à l'industrialisation de masse* et des élevages intensifs s'ouvre une opportunité pour sortir du rouleau compresseur. Un paysan, aujourd'hui, se doit de mener en parallèle un *projet politique* dans la société pour parvenir à soutenir une autonomie alimentaire plus respectueuse de l'environnement, nous livre

Hugo Persillet (Agron'Hommes, 2023). Il parle de chercher une échappatoire au « transhumanisme de l'agriculture », car la production d'OGM s'apparente au « brevetage du vivant ».

Le savoir-faire provient-il des dits « ingiénieurs » ou des paysans qui possèdent ce savoir proche de la Terre, car, lorsque les terres sont préemptées par les firmes, c'est le droit à la vie qui est menacé ? (*op. cit.*).

Mais s'affranchir de cette déshumanisation nécessite au préalable **de l'affronter** (Le Goff, 2003). Cela suppose de ne pas fuir ses responsabilités devant ce verbiage inconsistant : « Combattre la barbarie douce commence par le refus individuel d'entrer dans cette logomachie qui déstructure les significations » (*op. cit.*, p. 116).

Interroger le sens des mots utilisés, les formules passe-partout qui dissolvent les réalités et effacent la conflictualisation est la première étape pour faire chuter l'imposture.

Cet acte nécessite un certain courage surtout lorsque cette logomachie est l'œuvre de notre hiérarchie. Nommer ses ressentis permet d'extérioriser le mal-être dans un partage des émotions. Ainsi, « verbaliser sans étouffer ses manifestations somatiques ou physiologiques » permet de lier l'affect à une expérience vécue (Vandevelde-Rougale, 2017, p. 120).

La création d'associations, ou de groupes de recherche, sert à analyser les enjeux de cette « barbarie douce » pour proposer un autre système tel que les « Ateliers pour la refondation du service public hospitalier » à Marseille, l'Appel des Appels, etc., la reconnaissance juridique de cette violence comme « *harcèlement systémique* » participe de cette avancée (Lucbert, 2020). Ces propositions n'en sont que quelques-unes. Chacun se doit d'en inventer à sa mesure.

Le mot de la fin reste pour Jean-François Roussot, paysan : on a toujours l'impression de lutter « pot de terre contre pot de fer », mais à la fin il n'en reste plus qu'un et c'est le pot de terre… car le pot de fer, ça rouille !

Au bout du compte, on sème des graines, et « c'est le nombre qui fait basculer les choses » (Agron'Hommes, 2023).

BIBLIOGRAPHIE

AGAMBEN G., 2014. *Qu'est-ce qu'un dispositif ?*, Paris, Payot & Rivages.

ARENDT H., 2002. *Eichmann à Jérusalem*, Paris, Gallimard.

AFLALO A, 2009. « L'évaluation : un nouveau scientisme », *Cités*, n° 37, Paris, PUF, p. 79-89.

ANDERS G., 1956. *L'obsolescence de l'homme. Sur l'âme à l'époque de la deuxième révolution industrielle*, Paris, éd. de l'Encyclopédie des nuisances & des éditions Ivréa, 2002.

ARON M. & MICHEL-AGUIRRE C., 2022. *Les infiltrés. Comment les cabinets de conseil ont pris le contrôle de l'État*, Paris, Allary.

BELFORT J., 2007. *Le loup de Wall Street*, Paris, Le livre de poche.

BLANCHARD M. 2022. *The Mosaïc Experience*, Biennale Internationale de mosaïque, Auray, Chapelle du Saint Esprit, du 9 avril au 22 mai.

BOCK-COTE M., 2019. « Qu'est-ce que le transhumanisme ? Entretien avec Olivier Rey », OMNY. FM, Résonnanc (s), 17 décembre : youtube.com/watch?v=iJLjDoG9IDY.

BROUDIC J. Y., 2018. *Les « bonnes pratiques » à l'épreuve des faits. Du désir dans le soin et le travail social*, Toulouse, Érès.

BRUSA L., 2020. « La science aux commandes », *Mental*, n° 42, p. 56-58.

CAUVIN-RENAULT C., 2020. *Reconstruire l'hôpital*, Toulouse, Érès.

CREMIEUX F., 2022. « La mine d'or de l'e-santé », *Le Monde diplomatique*.

DEGOUYS L. & LEPAGE F., 2022. « Appelons un chat, un chat et nous pourrons résister. Essai de réflexion en miroir », *Le Sociographe*, n° 15, p. 61-71.

DÉLÉGATION INTERMINISTÉRIELLE à la stratégie nationale pour l'autisme au sein des troubles du neuro-développement, « *Garantir une solution d'accompagnement à chacun, des interventions de qualité et intensifier la formation des professionnels* », Gouvernement, 19 avril 23 (https://consultation-tnd.handicap.gouv.fr/projects/thematique-4/consultation/consultation/opinions/formation-initiale-et-continue/creer-une-nouvelle-profession-de-psychologue-en-sante).

DEMARCY-MOTA E. & La Compagnie des Indes, 2009. « *Rhinocéros* », Arte éditions. La deuxième partie relate un interview d'Eugène Ionesco datant de 1994.

DUFOUR, D. R., 2003. *L'art de réduire les têtes. Sur la nouvelle servitude de l'homme libéré à l'ère du capitalisme total*, Paris, Denoël.

DUFOUR D-R., 2007. *Le divin marché. La révolution culturelle libérale*, Paris, Denoël.

FOTTORINO E., 2022. « Reprendre le contrôle de nos vies », Paris, Les 1ndispensables, *Le Un*, juin.

FREUD S., 1981. « Psychologie des foules et analyse du moi », *Essai de psychanalyse*, 1921, Paris, Payot, p. 117-218.

GORI R. & DEL VOLGO M. J., 2005. *La santé totalitaire*, Paris, Denoël.

GORI R., 2022. *La fabrique de nos servitudes*, Paris, Les Liens qui Libèrent.

GORI R. & Collectif Citoyen, 2023. « Emmanuel Macron ne nous écoute pas, n'écoutons plus Macron », pétition, change.org/p/emmanuel-macron-ne-nous-écoute-pas-n-écoutons-plus-macron

GRAEBER D., 2019. *Bullshit Jobs*, Arles, Actes Sud.

GUIDE ASSOCIATIF « Process PIA », 2019. *Réunions de présentation* (disponible sur internet).

HERREROS G., 2017. « Préface », *La novlangue managériale. Emprise et résistance*, Toulouse, Érès, p. 9-13.

FORESTIER M., 2021. « Pédaler et papoter plus pour soigner mieux », *l'Âge de faire*, n°166, octobre, p. 1.

LAVAL Ch., 2007. « *L'homme économique. Essai sur les racines du néolibéralisme* », Paris, Gallimard.

LÉGO G. & LESPEIX S., 2012. « La question humaine », *V.S.T.*, n° 113, Toulouse, Érès, p. 42-47.

LÉGO G., 2022. « Les épidémies sont-elles le prétexte à la mise en place d'un contrôle numérique des populations ? », *V.S.T.*, n° 154, Toulouse, Érès, p. 30-36.

LÉGO G., 2023. « Métiers de l'humain, crise des vocations et analyse de l'une des raisons de cette désertion en temps de covid » », *V.S.T.*, n° 160, Toulouse, Érès, p. 46-52.

LE GOFF J.P., 2003. *La barbarie douce. La modernisation aveugle des entreprises et de l'école*, Paris, La Découverte.

LE PEN Cl., 2014. *Autorité, efficacité, efficience. L'évaluation dans le monde de la santé*, Collège de France (College-de-France.fr/fr/agenda/seminaire/evaluation-dans-les-sciences-les-arts-et-les-organsisations/autorite-efficacite-efficience-evaluation-dans-le-monde-de-la-sante).

LES AGRON'HOMMES, 2023. « Luttes paysannes, engagement paysan : comment œuvrer pour le vivant ? » : https://www.youtube.com/watch?v=fQNDd93rid4.

LOULI J., 2021. « *Résister à l'industrialisation du travail social* », 25 novembre, https://www.jlouli.fr.

LUCBERT S. 2020. *Personne ne sort les fusils*, Paris, Seuil.

MARIANNE, 2019. « Emmanuel Macron : la novlangue qui rend fou », facebook.com/Marianne.magazine/vidéos/emmanuel-macron-la-novlangue-qui-rend-fou/584473785342943/?locale=fr_FR.

MILNER J. Cl., 2011. *La politique des choses*, Lagrasse, éditions Verdier.

MOINE F., 2022. « *Suspendus… Des soignants entre deux mondes* », Réseau national, Exuvie.

PETITION Médico-social, 2019. « *Handicap d'urgence : danger !* », change.org/p/monsieur-le-premier-ministre-urgence-handicap-danger.

PEZE M., 2010. *Ils ne mourraient pas tous, mais tous étaient frappés*, Paris, Flammarion.

PIECES ET MAIN D'OEUVRE, 2017. *Manifeste des chimpanzés du futur. Contre le transhumanisme*, Riom, éditions Service compris.

PUBLIC SENAT, 2022. « *Cabinets de conseil, le rapport au vitriol du Sénat* », 17 mars, youtube.com/watch?v=KNwvphcDEdU.

REY O., 2018. *Leurre et malheur du transhumanisme*, Paris, Desclée de Brouwer.

REY O., 2020. *L'idolâtrie de la vie*, Paris, Tracts/Gallimard, n° 15.

SALMON Ch., 2008. *Storytelling, la machine à fabriquer des histoires et à formater les esprits*, Paris, La Découverte.

SAURET M. J., 2022. « La révolution a-t-elle déjà eu lieu ou reste-t-elle à faire et à refaire ? », *Rapport sur la folie à l'âge capitaliste : Marx et Freud*, Paris, L'Harmattan, p. 49-52.

SWIFT J. 1722. *Voyages de Gulliver dans des contrées lointaines*, Paris, Garnier Frères.

ZENONI A., 2009. *L'autre pratique clinique. Psychanalyse et institution*, Toulouse, Érès.

WARWICK K., 2014. In Magazine *Au fait*, mai.

WARWICK K., 2002. In *Libération*, 12 mai.

Structures éditoriales du groupe L'Harmattan

L'Harmattan Italie
Via degli Artisti, 15
10124 Torino
harmattan.italia@gmail.com

L'Harmattan Hongrie
Kossuth l. u. 14-16.
1053 Budapest
harmattan@harmattan.hu

L'Harmattan Sénégal
10 VDN en face Mermoz
BP 45034 Dakar-Fann
senharmattan@gmail.com

L'Harmattan Cameroun
TSINGA/FECAFOOT
BP 11486 Yaoundé
inkoukam@gmail.com

L'Harmattan Burkina Faso
Achille Somé – tengnule@hotmail.fr

L'Harmattan Guinée
Almamya, rue KA 028 OKB Agency
BP 3470 Conakry
harmattanguinee@yahoo.fr

L'Harmattan RDC
185, avenue Nyangwe
Commune de Lingwala – Kinshasa
matangilamusadila@yahoo.fr

L'Harmattan Congo
219, avenue Nelson Mandela
BP 2874 Brazzaville
harmattan.congo@yahoo.fr

L'Harmattan Mali
ACI 2000 - Immeuble Mgr Jean Marie Cisse
Bureau 10
BP 145 Bamako-Mali
mali@harmattan.fr

L'Harmattan Togo
Djidjole – Lomé
Maison Amela
face EPP BATOME
ddamela@aol.com

L'Harmattan Côte d'Ivoire
Résidence Karl – Cité des Arts
Abidjan-Cocody
03 BP 1588 Abidjan
espace_harmattan.ci@hotmail.fr

Nos librairies en France

Librairie internationale
16, rue des Écoles
75005 Paris
librairie.internationale@harmattan.fr
01 40 46 79 11
www.librairieharmattan.com

Librairie des savoirs
21, rue des Écoles
75005 Paris
librairie.sh@harmattan.fr
01 46 34 13 71
www.librairieharmattansh.com

Librairie Le Lucernaire
53, rue Notre-Dame-des-Champs
75006 Paris
librairie@lucernaire.fr
01 42 22 67 13

www.ingramcontent.com/pod-product-compliance
Lightning Source LLC
LaVergne TN
LVHW011031061026
849535LV00006B/2059